应急事件救援护理

主审　黄贤伟

主编　迟佳鑫　李卫华　陶如英

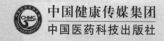

中国健康传媒集团
中国医药科技出版社

内容提要

　　本书是一本规范和提高发生应急事件时救援护理人员所需的相关知识和技能的图书。内容主要从应急救援护理概述、应急救援护理人员与物资要求、应急事件救护技能、应急创伤并发症的护理、特定灾害事件救援护理，以及应急事件心理应激与干预等方面进行了详细论述。本书在编写过程中注重借鉴了新形势下的一些知识理论，将应急事件救援护理理论与实践相结合，具有较强的专业性、针对性、实用性和可操作性，可供从事应急事件救援护理的人员参考学习。

图书在版编目（CIP）数据

　　应急事件救援护理/迟佳鑫，李卫华，陶如英主编.—北京：中国医药科技出版社，2022.10

　　ISBN 978-7-5214-3402-6

　　Ⅰ.①应…　Ⅱ.①迟…②李…③陶…　Ⅲ.①突发事件–救援–护理　Ⅳ.①R47

　　中国版本图书馆CIP数据核字（2022）第165158号

美术编辑　陈君杞
版式设计　友全图文

出版　**中国健康传媒集团** | 中国医药科技出版社
地址　北京市海淀区文慧园北路甲22号
邮编　100082
电话　发行：010-62227427　邮购：010-62236938
网址　www.cmstp.com
规格　880×1230mm $\frac{1}{32}$
印张　8
字数　220千字
版次　2022年10月第1版
印次　2022年10月第1次印刷
印刷　三河市万龙印装有限公司
经销　全国各地新华书店
书号　ISBN 978-7-5214-3402-6
定价　**39.00元**

获取新书信息、投稿、为图书纠错，请扫码联系我们。

编委会

近年来，我国公共应急事件的发生日益频繁，且具有突发性强、破坏性大和波及范围广等特点，并对人民的生产、生活产生巨大的影响，因此，越来越受到国家的重视。应急救援工作是防范事故、减少人民生命财产损失的重要一环。应急事件的频发导致应急救援任务特别是医疗救援工作十分繁重，医疗救援工作是应急救援队伍中一支重要的力量，他们致力于积极现场急救和紧急处置，在应急事件救援工作中发挥着重要作用。

应急事件救援护理已成为医学救援的重要组成部分。目前，我国的应急救援、急救教育尚未成熟，应急事件发生时的自救、互救、现场评估等现场急救技能训练尚未在普通民众中普及。现阶段国内应急护理学继续教育培训体系还不完善，缺乏应急护理继续教育培训的师资和统一配套的教材。很多临床护理人员未接受过系统的应急护理继续教育培训，缺乏相关知识和技能，对于应急事件救援护理的认知水平较低，培训需求较高。面对突发应急事件，前期准备不足、现场应急能力不够、灾后心理辅导资源不充沛等，都是目前国内应急护理面临的重要问题。可见，进行应急事件救援护理教育和培训势在必行。

本书共8章，主要包括应急护理救援的基本概述、应急护理的工作范畴和作用、应急事件缓冲与分级、应急救援护理人员与物资要求、应急事件救护技能、应急创伤并发症的护理、特定灾害事件救援护理、应急事件心理应激与干预等内容。本书具有较强的专业性、针对性、实用性和可操作性。我们在编写过程中注重借鉴了新形势下的一些知识理论，将应急事件救援护理理论和实践相结合，可为医护工作者在应急事件救援护理中的理论探讨和实践提供参考。

受编者水平所限，不足之处在所难免，恳请读者批评指正。

编　者

2022年8月

目录
CONTENTS

第一章 绪 论

第一节 应急事件概论

一、应急事件的定义

应急事件是突然发生，造成或者可能造成重大人员伤亡、财产损失、生态环境破坏和严重社会危害，危及公共安全的紧急事件。应急事件是对人类及其生存环境、生存条件乃至生命财产产生破坏性影响的事件。突发的破坏事件或者自然破坏事件往往会超出地区承受力，因此对应急事件地区而言，破坏性事件具备的危害性也是相对的。对不同地区，同一破坏性事件导致的危害亦存在差异性。由此可知，开展高质量的应急事件教育能够使人们树立正确的预防应急事件意识，提升应急事件抵抗力，将损失降到最低。

二、应急事件的分类

应急事件主要分为自然灾害、事故灾难、公共卫生事件和社会安全事件。自然灾害指的是突发性灾害，发生在人类赖以生存的自然中具体指的是地质灾害、海洋灾害、森林草原火灾和气象灾害等；事故灾难主要包括工矿商贸等企业的各类安全事故、交通运输事故、公共设施和设备事故、环境污染和生态破坏事件等；公共卫生事件指的是受到生物性因素影响对人类生存产生危害的事件，主要指各类传染性病症，是由多样化病原体导致的，能够在人与人、人与动物或动物与动物之间进行传播的病症；社会安全事件主要包括恐怖袭击事件、经济安全事件、涉外应急事件等。恐怖事件指的是恐怖分子制造的对人身安全、社会稳定以及财产安全产生威胁的活动，以劫持人质、袭击、爆炸等形式表现出来。

三、应急事件救援

应急事件救援是在人为事故或者自然灾害导致的灾害性损伤条件下所开展的疾病防治、医学救治以及卫生保障的科学，是为受灾伤员提供救治、康复、预防的卫生科学。该学科与诸多学科内容有直接关联，需要有关学科知识的融合应用。应急事件救援由灾害基础医学、心理医学、康复医学、医学管理、救治医学、流行病学、指挥学等联合组成。灾害医学整体防御可划分为基础研究、心理研究、康复研究、院内救治、现场救治、污染消除、防护诊断、检测预防等方面。

应急事件发生时快速建立应急的急救绿色通道是降低死亡率和伤残率的中心环节。应急事件往往是来的突然，伤害的人群高，造成的损害重，必须在最短的时间内形成一条快捷应急的急救绿色通道，以利于受伤生命的抢救。能达成快捷的救命绿色通道不仅需要医疗单位医务工作者的应急响应，消防、公安、武警尤其是政府职能部门的快速应急响应也是十分重要的。这包括医疗队快速地到达现场并及时展开工作，道路通讯畅通，急救资源的快速整合等等。事件现场应急救援的有效组织指挥是救援有序有效的保证。事件现场是混乱而危险的地方，未经训练或没有受到监控的人不应冒险进入。在这一秩序混乱的状况下，恢复秩序的目标是抢救生命，降低或消除危险，最终消除混乱。事件现场的最佳管理需要所有紧急服务部门在统一协调的现场救援指挥部的指挥下，紧张而有序地做好各自的救援工作，才能发挥最佳的救援效果。

四、应急事件医学发展

国务院于2006年1月颁布国家突发公共事件总体应急预案体系，于2007年颁布《中华人民共和国应急事件应对法》。许多急救医学家在2008年的第9届亚太灾难医学大会上针对怎样创建完善世界灾难救援医学救治体系，提升国际区域间合作力度这一问题开展深入讨论研究。与此同时，经国家民政部门的批准和允许，中国医学救援协会成立并举办首届会员代表大会。这一协会的成立能够将党中央以及国务院对医护人员的信任体现出来，同时对我国医学救援工作的开展提出了全新的要求。重症监护病房、医院急诊科、院前急救三个环节组建现代救援医学体系，三环相扣，相互衔接，形成急救医疗服务体系。

第二节　应急救援医学与应急救援护理学

一、应急救援医学

（一）应急救援医学的起源

应急救援医学是将医学手段作为主要方法，达到减少伤残、挽救生命、减轻人为灾难或者自然灾难对人类生命安全产生的危害的目的。自从诞生应急救援理念之后，历经多次应急事件的洗礼，在21世纪初期形成了救援的运作体系。同时，专业化程度以及针对性技术力量在不断地发展，在具体工作过程中发挥重要作用。从2003年直至今日，我国在多次地震以及公共卫生应急事件等灾情中发挥举足轻重的作用，在灾区伤员紧急救治以及疾病控制过程中，我国救援团队的救助能力得到显著提升。

（二）我国应急救援医学现状

我国是自然灾害频发的国家之一。据统计，每年约有2亿人口受到自然灾害的影响，数千人因灾害威胁生命安全。近10年，我国已经发展为继美国以及日本之后的第3个受灾损失严重国家，因灾害导致经济损失高于2万亿元人民币，但与其他国家进行比较，应急救援护理工作仍然处于起步阶段。近些年，在我国自然灾害救援中，部分护理人员积极参与其中，并且发挥了自身的作用和重要性。在重大应急医疗救援中，应急灾害护理学发展迅速，尽管医护人员积极踊跃地参加到灾害救援活动之中，但是与其进行比较，部分人们没有树立正确的医护人员工作认知。2003年我国政府出台了与灾害应急有关的预案，并创建了全面的灾害卫生救援组织指挥系统，但应急预案的发布并没有完整表述灾害护理为必要项目。医院以120急救中心标准为依据对急救医护人员进行培养，但这只能够满足院内协助急救。

当前，我国部分护理院校开设应急灾害护理课程，且与应急护理有关的报道出现在不同类别的护理杂志之中。由此可知，我国护理教育者已经提高了对应急灾害护理教育的重视程度。想要在短时间内高效地消除危机情况对人类人身安全以及财产安全产生的危害，应该创建高效、完善的救援体系，用法律制度对其进行保护，提升救援人才培养力度，制定应急预案，向群众普及医学救援知识。对医护人员专业素养进行分析，需要其具备丰富的护理理论知识、医学知识、临床工作经验，能够对危重情况进行处理，面对复杂的工作，应该具备领导能力以及组织协调能力。

我国科技水平在不断提升，社会在发展进步，我国一定能够组建出由专业精干的全科护理人员组成的救灾队伍。在对突发应急公共卫生事件进行处理时，能够承担起消毒隔离、抢救巡诊、疫情监测、流行防治以及心理援助等工作内容。

二、应急救援护理学

（一）应急救援护理学的起源

人类应急救援能够追溯到远古时代。在应急护理学领域之中，弗洛伦斯·南丁格尔最早进行实验研究，并且使现实发生改变。在克里米亚战争过程中，南丁格尔制定护理评价标准，使伤病员疗养环境得到改善，这一举措使医疗护理质量得到了提升。国际红十字会创始人之一亨利·杜安也是首批倡导救援活动的人。亨利·杜安发布《索尔弗利诺回忆书》，在文中提及救援活动不应分敌我。在此同时，倡导应创建国际性救援团体，这一思想带动了全球各地的人们，后期发展为国际红十字会。一直以来，护理界进行着多样化的应急灾害救援活动，同时，发表了与救援活动有关的论文以及报道。现阶段对全球进展进行分析，虽然在许多地区应急灾害护理工作有了全新的开端和发展方向，但从国际角度出发，仅仅停留在举办研讨会的状态上，尚未形成国际统一发展趋势。

（二）我国应急救援护理学的现状

与发达国家进行比较，我国应急救援护理工作起步较晚，并未创建应急护理职能部门，在制定救援决策时，护士不能够参与其中，没有形成完善且合理的应急护理体系。在应急事件中，护士在灾害救援过程中不能够明确自身职责定位，群众没有意识到护士的重要性，且有关部门和工作人员针对护士是否应该参与到应急事件中这一问题尚无定论。总结研究多次应急事件可以发现，护士的技能及经验不足，未树立正确的角色认知，不能够全身心投入到实践中去。救援过程中，护士的知识不足、能力欠缺，对此情况需要创建一支高质量的应急救护队伍。医院应该对其进行专业、系统的培训，否则无法满足灾时急救需求。眼下迫在眉睫的任务便是培养出一支精干且高素质的应急救援队伍。对国外应急护理经验进行总结分析可以发现，除应急事件发生时的救援工作，发生前准备以及发生后恢复重建同样重要，例如应急灾难护理教育以及灾后心理疏导和健康咨询等。对上述两个方面，我国护理系统有待完善。

三、急救护理与应急救援护理的关系

急救护理实践活动具备系统性特点，包括决策制定、护理程序、科学思考等内容。急救护理实践包括实际存在的、预感到的、潜在的、紧急的、突发的、心理、身体、社会等方面健康问题的救助、评估、计划以及救助实施。其中的问题通常是急性发作且不受环境的限制，部分问题可能仅需进行极少护理措施，同样，可能需要紧急生命支持或者对患者进行教育并转送。我国急救工作仅是将危重患者集中到离护士站较近的急救室或者病房，为医护人员观测病情提供便利。手术后的患者首先送至术后复苏室，待其清醒之后转入病房，此后陆续成立了专科监护病房及综合监护病房。上海、北京等地区于20世纪80年代创建成立急救中心，这对急诊医学以及护理学的发展产生了促进作用，急救护理工作的开展迈向了更高的台阶。

应急救援护理是对护理学技能和知识进行灵活系统的应用，联合其他专业领域减轻灾害对人类生命安全和身体健康产生威胁的活动。应急救援护理包括了社会学、心理学以及医学等诸多学科，例如，初级治疗、急救技术、伤患转送、病情评估、心理疏导、传染病预估、传染病处理、灾害指挥管理、救灾人力物力评估、创建数据库、未来灾害应对等诸多内容，贯穿在应急事件的预防应对以及重建全过程中。应急救援护理需要工作人员对灾后伤病员的创伤后应激障碍进行心理干预，对医护人员现场救护水平要求极高，医务人员应重视7分钟白金抢救时间和伤后1小时黄金抢救时间，对伤员进行分类、系统的检查，意识到灾害后开展长期护理工作的重要性。应急救援护理这一学科具备极强的实践性和综合性特点，与诸多方面息息相关，需要全社会共同投入。

第三节　应急事件救援护理组织与管理

一、我国应急救援队的组织

2006年国务院发布《国家突发公共事件总体应急预案》，将突发公共事件分为自然灾害、事故灾难、公共卫生事件、社会安全事件四类。按照各类突发公共事件的性质、严重程度、可控性和影响范围等因素，总体预案将其分为四级，即I级（特别重大）、II级（重大）、III级（较大）和IV级（一般）。国务院是突发公共事件应急管理工作的最高行政领导机构，在国务院总理领导下，由国务院常务会议和国家相关突发公共事件应急指挥机构（以下简称相关应急指挥机构）负责突发公共事件的应急管理工作。必要时，派出国务院工作组指导有关工作。国务院办公厅设国务院应急管理办公室，履行值守应急、信息汇总和综合协调职责，发挥运转枢纽作用。国务院有关部门依据有关法律、行政法规和各自的职责，负责相关类别突发公共事件的应急管理工作，负责相关类别的突发公共事件专项和部门应急预案的起草与实施，贯彻落实国务院有关决定事项。

医疗卫生救援领导小组：国务院卫生行政部门成立突发公共事件医疗卫生救援领导小组，领导、组织、协调、部署特别重大突发公共事件的医疗卫生救援工作。国务院卫生行政部门卫生应急办公室负责日常工作。省市（地）、县级卫生行政部门成立相应的突发公共事件医疗卫生救援领导小组，领导本行政区域内突发公共事件医疗卫生救援工作，承担各类突发公共事件医疗卫生救援的组织、协调任务，并指定机构负责日常工作。

专家组：各级卫生行政部门应组建专家组，对突发公共事件医疗卫生救援工作提供咨询建议、技术指导和支持。

医疗、卫生救援机构：各级、各类医疗机构承担突发公共事件的医疗卫生救援任务。其中，各级医疗急救中心（站）、化学中毒和核辐射事故应急医疗救治专业机构承担突发公共事件现场医疗卫生救援和伤员转送。各级疾病预防控制机构和卫生监督机构根据各自职能，做好突发公共事件中的疾病预防控制和卫生监督工作。

现场医疗卫生救援指挥部：各级卫生行政部门根据实际工作需要在突发公共事件现场设立现场医疗卫生救援指挥部，统一指挥，协调现场医疗卫生救援工作。

二、我国应急救援队的管理

首先，准备阶段的管理工作。目前国内尚无一套应急医学救护管理体系，通常情况下，在发生应急事件之后，政府临时组建抢救领导小组负责救护工作，针对重大灾害事故，往往需要不同部门、不同层次的人员参与其中，救灾机构之间密切联系与协作十分重要。如果日常不能够进行针对性的协调组织训练，各单位之间不能有效配合，那么在灾难发生时将会各自为战，不能够听从统一的指挥和领导。正因如此，应创建国家救灾卫生管理机构，该机构负责组织协调灾害救援工作，明确组织分工，制定组织协调方案，定期进行演练，找出其中的不足之处，并对预案进行修订完善，以预案为依据，在发生应急事件之后，不同部门以及不同类级的人员清楚自身职责。医学救护机构以及管理机构应该以预案为依据有序进行相关工作。

其次，应急事件现场管理组织工作。第一，伤员分类是一个非常重要的问题，如果伤员分类工作质量低下，极有可能先送走轻伤员、后送走重伤员，错过最佳抢救时机。此外，院内涌现轻伤人员，导致医护力量分散，对危重伤员抢救工作的开展带来干扰。正因如此，组织需有丰富工作经验的护士在现场做好伤员分类工作，对伤员的病情进行详细的观察，对其轻重缓急进行仔细区分确定，针对气胸、大出血、窒息等紧急救治伤员做好救治措施之后，将其送至救护车，轻伤员可根据实际情况缓送。第二，对技术力量进行灵活使用，现场伤病种类十分复杂，应该对各类技术力量做统筹安排，以实际需要为依据，进行适当的调整，面对伤员，专科医师应暂时放弃专业工作，例如，内科医生需要做气管切开、血管结扎等基础外科工作，外科医师应该对传染病进行治疗。第三，组织转送伤病员，伤病员在现场救治之后，留治重伤员，将其他伤员送至医院进行专科治疗。转送工作十分重要，转送人员需掌握转送指征，高质量完成转送准备工作，对飞机、船、车等转送工具做有序编号，对伤员做编组处理，以先重后轻的原则转送伤者。第四，医学机构组织管理。面对大批量伤员，医学机构应该打破以往惯性管理方法，创建调度运行模式，成立指挥组，确保进行现场指挥，指挥组应该由科室领导、门诊部、有关部门以及医护人员联合组成。分类组负责对伤员进行分类，并对其进行紧急救治，分类之后回到原科室完成本职工作内容。手术组工作内容为开展紧急救治手术以及休克抵抗治疗。技术组负责巡回检查，指导病情诊断以及手术过程中存在的疑难问题。后勤保障组以及医学组任务相同，为了避免各组工作出现脱节现象，使管理效能得到提升，指挥组需走出办公室，前往病房现场以及分类场办公，了解工作进度，找出其中的不足，有效解决问题，面对不同组别的报告以及紧急请示应该及时答复。

最后，灾后组织管理。灾害的发生导致社会面临巨大经济损失。除此之外，还会产生十分严重的医学后果。正因如此，灾后组织管理意义重大。灾后组织管理过程中应该高质量完成总结工作，开展心理救助。在日后，为了能够对应急护理学援助工作的开展提供保障，在应急事件发生之后，参与抢救的医学机构应该对援救的经验进行总结，抢救组织实施为重点内容。除此之外，应该在一定范围内进行讨论并传达，使各区域各医学机构能够与所总结出的经验进行有效结合，制定出与本地区本单位相符合的救治预案。除此之外，应急事件发生对群众的生命安全以及财产安全产生了严重影响。组织应该提高对心理救助的重视程度，受害者包括不同年龄组、不同性别的人群，受害者需要药物以及手术治疗。与此同时，心理救助至关重要，心理救助工作的开展能够消除其应激障碍，适应周围环境，调节自身心情。近些年，人们的生活质量得到改善，对心理康复的重视程度逐渐提高，为了能够对受害者精神康复提供保障，灾后心理疏导工作十分重要，但内容复杂，任务艰巨，需要由专门的部门和机构完成该项工作内容。

第二章 应急护理的工作范畴和作用

第一节 应急护理的工作范畴

一、应急护理的工作特点

（一）组织机构的临时性

因为应急事件的突发性，全天候的医疗机构不可能坐等任务。应急事件发生时，各方才集中力量，组成高效的临时机构，并在最短时间内运作。一般而言，需在12小时内到达指定地点，开展救治工作。应急事件发生后2~4天是最紧张的急救阶段，在10天内基本完成任务，随后进行恢复重建工作。要做到这一点，必须有严密的组织措施和良好的合作精神。

因应急事件突如其来，区域内的医疗卫生机构大多会受到一定程度的破坏，有的甚至完全丧失救治能力。一般来说，在应急事件发生后，承担救援任务的医疗机构会根据灾害的特点随机组成高效的临时机构，能在最短时间内完成集结、奔赴灾区，迅速形成组织指挥、现场搜捕、实施救护、伤病员转运，或借助当地尚存的医疗机构及设施，迅速形成组织指挥，确保灾区物资和通讯联络畅通。这种临时性机构从成立到运作都要求有严密的组织和良好的合作精神。

（二）工作条件艰苦

救援队的救援工作必须到达现场。事件地区生态环境破坏严重，公共设施无法运转。水、电不足，粮食、药品匮乏，生活条件艰苦，医务人员在这样的情况下工作，必须具备良好的体力素质和高度的人道主义精神。

（三）紧急赴救

应急事件发生后出现大量的伤员，拯救生命分秒必争。例如，在亚美尼亚地震中受伤的伤员救援工作显示，灾后3小时内有90%的伤员存活，6小时后只有50%。对平时训练有素的救灾医务人员，除了具备先进的救护技术外，还要懂得灾难医学知识，以适应灾区紧张的工作。交通工具和专用医疗设备准备程度是救灾医疗保障的关键。

（四）伤情复杂

由于应急事件的原因和受灾情况的不同，人们所受的伤害也不同，往往是多发伤。灾民往往由于救治不及时，造成创伤感染，使受伤情况更加复杂。如有特殊情况，可引起某些特殊疾病，急性肾衰竭、挤压综合征、化学烧伤等。特别是在发生化学和放射事故时，救护伤员除了具备特殊技能外，还存在自我保护的问题。这些都需要医务人员具备多方面的知识，对危重伤员进行急救和复苏。

（五）大量伤员同时需要救治

应急事件发生后，同时有大量伤员出现，且以重伤员为主，必须进行急救和复苏，按照常规的医疗方法，不能完成任务。此时，可以运用军事医学原理，根据伤情，对伤员进行区分和分类，实行分级治疗，然后送医，在灾区紧急疏散重伤者。

（六）救援任务的紧迫性

突如其来的事件往往出其不意、警觉不强，常常造成大量的伤病员。现场环境恶劣，由于卫生条件极差，稍有延误就可能使伤病员体内各器官功能低下，进入恶性循环，危及生命。抓住援救的最佳时机，是挽救生命最重要的措施。

（七）救援任务的繁重性和伤情的复杂性

应急事件发生后，短时间内造成大量人员伤亡且伤情复杂，大量伤病员需要同时进行抢救。如地震伤病员，有时因抢救不及时而发生创伤感染，使伤情加重，个别病例甚至可出现某些特殊病症，重伤再加上恶劣的外部环境，使某些伤病员精神受到强烈刺激，这给救援工作增加了许多难度，也使诊断和护理工作变得更加复杂。在灾难现场，有时需要内部、外部、专业等多部门的医护人员共同合作，对伤病员实施全面救助。因此，救援工作繁重的任务要求救护人员具有高强度、超负荷、高效率的工作能力，加之灾区环境恶劣，灾情严重，基础设施遭到破坏，灾后重建工作必须与各救援组织机构协调配合，对大量伤病员进行快速、有效的急救处理。这些都要求医疗救援必须能够在各种条件下开展工作，同时也对医疗救援提出了更高的要求。

（八）救治工作的阶段性

在事件地区医疗机构不足或无法同时处理伤病员的情况下，检伤分类和转运伤病员是唯一有效降低死亡率和致残率的方法，将每一个伤病员的治疗过程按照医疗原则分解为若干阶段，从前到后由配置的几个救治单位分工完成。它要求医疗救援机构能够快速、及时、前后衔接，将就地救治和异地专科救治紧密结合，使整个医疗救助活动处于相对流动状态。

（九）医疗资源的局限性

大量伤病员同时涌现，需要救助的重伤病员较多，但由于医务人员和医疗物资严重短缺，医疗资源有限，给现场救援带来一定困难。

二、应急救护的工作任务

（一）医疗护理工作

通常情况下，应急事件的医疗护理工作从急诊转为常规治疗护理后，医护人员应该密切配合诊治重点转移。在此情况下，伤病员在专科进行病情诊治，医护人员不仅应该为其提供科学合理的专科护理，针对生活无法自理、活动不便的伤员应该给予其大小便护理、口腔护理、皮肤护理等日常生活护理。在此同时，对其病情进行密切监测，对感染进行有效控制，改善并发症情况。

（二）心理疏导工作

应急事件的发生不仅对群众的身体以及物质带来损伤，同时严重影响了心理健康，尤其是躯体受伤患者面临多重压力，十分容易出现精神问题或心理问题。如果医护人员不能够对患者的病态心理反应及时进行有效的治疗和干预将会导致其出现重度抑郁、创伤后应激障碍、药物滥用等情况，上述变化将会对个体导致持久且严重的创伤，降低其生活质量和工作能力，增加家庭及社会负担。

有关研究结果显示，在灾害发生初期，约有55%的患者存在明显的心理问题，需要进行疏导和干预。在灾害发生之后，高质量的心理疏导干预能够使者心理应激反应得到缓解，降低创伤以及抑郁带来的心理问题。医护人员对患者的身心变化进行密切监测，给予其有效的心理疏导，对其病情的康复有重要作用。在经历重大灾害之后，伤员心理变化阶段分析报告结果显示，在发生灾害几天之内，个体通常表现为恐慌、惊愕、肾上腺素水平升高，该阶段称之为休克阶段、震惊阶段。该阶段持续时间以灾害和个体两方面因素所控制。在此期间，伤病员需要进行心理疏导和安抚，医护人员应该提高对心理疏导的重视程度。一般来说，在这一阶段，医护人员非常容易得到伤病员的认可及信任。医护人员应该收集患者心理状况、精神、伤情等有关资料，了解其心理问题之后，高质量完成心理安抚和疏导工作，在进行心理干预过程中应该注意以下问题。首先，创建良好的医患关系，进行有效的沟通交流；其次，有效结合集体以及个体心理干预。这一干预的目的是减少共病、缓解心理症状、预防疾病的发生。医护人员还可以组织伤病员进行集体的心理知识讲授，帮助其纠正负面心理，将集体心理干预作为基础，针对重症伤病员做针对性心理疏导，情况严重时可加药物改善症状。

三、应急护理的研究内容

（一）业务范围研究

第一，深刻地探讨了各种应急事件的发生规律和损伤特征，并在此基础上展开了科学系统的研究。制订各类中西医卫生应急保障方案。做好各类事件现场卫生救援培训，优化卫生组织，完善各类灾害现场急救预案。

第二，对中西医结合技术进行研究、开发和介绍，以预防各种灾害，减少受伤人数，减轻伤害程度，加速伤员返回速度，提高医疗能力等。

第三，在伤员返回途中研究医疗设备。应对装备小型、高机动的救护器材等进行研究。这种装置应该具有较先进、重量轻、可扩展到各种后送平台、模块化、标准化等特点。

第四，研发并改进各种灾民受伤人员的类型、数量和分布模式，为制定卫生计划、伤员治疗和运送需求预测、后勤保障需要，以及医疗救援队开展工作的范围、工作环境和地理位置等提供了依据。

第五，在基础研究方面，要重视并加强各类应急事件损伤的基础研究，重点是机体对创伤反应、各种灾害伤情的严重度评估、MODS机制及防治、外伤预防、损伤细胞分子生物学、损伤修复分子机制、组织工程等研究。创伤性康复不注重机体功能的恢复，心理创伤的康复更要重视，不断开发、研制有利于功能恢复的器械、器材，加强各种灾害后的心理治疗，降低致残率、致残程度，提高社会生产力。

第六，快速建立高效运行的应急事件的医学信息化网络系统。要保障医疗救助网络、通信网和交通运输网的有效运行。从抗灾中提高医疗科技能力。

第七，设立并完善便携式ICU流动病房，将救命性治疗转移到灾难现场。对于在重大灾害事故和局部战争中减少受伤人员伤亡和死亡也具有重要的现实意义。

第八，强化应急事件的流行病学研究。灾难流行病学的研究必将有力地推动灾害医学的不断创新、发展和完善。

第九，灾后医疗组织指挥是一项完整的系统工程，必须加强应急救护的组织与指挥。设立强大的指挥机构，负责应急救援工作，不断加强和完善医疗救护体系，这是确保抢救成功的关键。

第十，建立批量灾害伤员的分类系统。建设一支高素质的救援队伍，培养一批自救互救骨干，加强现场救治。提高成批灾害伤员救治率的首要任务是尽量缩短损伤至手术时间，提高救治成功率。

第十一，医务部门和相关的灾害医学部门应在救治理论、组织、设备、人员等方面做好准备，时刻做好应急处置准备，圆满完成卫勤保障任务，一是救治理论准备；二是组织准备；三是人才储备；四是装备准备。

第十二，在救治过程中，坚持科学的原则，迅速组织强大的救援队伍，加强治疗与护理。有条件的医院、严重的灾害伤应在急诊科就地手术处理，紧急处理要突出"快、准、及时、高效"。

第十三，关注公众的心理伤害程度。突发性灾难事件的强烈刺激使一部分人精神难以适应，据统计，大约有3/4的人出现了不同程度的所谓恐怖综合征，表现出恐惧感，容易轻信谣言等。突如其来的灾难事件给伤员带来的精神创伤是显而易见的，应采用正确的应对策略。

第十四，重视应急事件的远期效应。海湾战争症候群在1991年的海湾战争之后，人们也提醒我们要注意这个问题，因此，在综合治疗中，应考虑到事件可能出现的远期影响，并在可能的情况下采取措施，尽可能避免抢救治疗过程中发生的意外。

第十五，针对以往事件暴露出的问题，对有关措施和内容进行改革与重组，更进一步提高各种灾害和应急事件应急能力，确保人民群众的身体健康和生命安全。积极开展防治研究，努力降低灾害性、伤残率、病死率，造福于广大人民。

（二）法律与伦理问题

1.法律问题 不同国家由于国情的不同，应急护理的法律风险也存在着很大的文化差异。当前，国内对应急护理法律风险及如何规避的研究报道不多。为减少应急护理工作中可能出现的法律风险，要认真做好以下几个方面。

（1）对灾害的定性认识，以及与灾害有关的法律。在需要的情况下寻求法律援助。

（2）确定希望为服务的社区，决策中的关键人物、机构成员和决策者，询问他们对服务的期望，以及需要遵循什么标准（法律或法规）来达到这些期望。

（3）要知道哪些法规或法规可能有无法实施的漏洞。

（4）开展风险分析。

（5）计算和排序风险的大小。

（6）确认和评估机构减灾计划。

（7）理解风险管理过程中制定的文件可能需要公开，并与律师讨论这一过程可能存在的风险。

2.伦理问题 首先，护理人员的生命安全。应急事件本身便会威胁医护人员的生命安全。举例来说，2003年发生了严重急性呼吸道综合征（SARS），护理人员在照顾SARS患者时面临着被感染的风险。此外，在地震情况下不可预测的余震直接影响了一线救援护士的生命安全。在应急事件照顾时间过程中，护理人员是否应该冒着生命危险参与到灾害救援之中是首要解决的伦理问题。从生命论角度出发，应该充分地保护、尊重护理人员的生命，不参加危险的灾害护理具备合理性。但从义务角度出发，护士有义务参与到灾害护理实践过程中。《护士条例》19条内容明确提出："在发生公共卫生事件以及自然灾害等对公众生命健康产生严重威胁的应急事件时，护士应该服从卫生主管部门以及医疗卫生机构的安排，参与到医疗救护之中。"从后果论角度出发，医护人员参与灾害救援，抢救民众的生命，对灾区民众健康有积极的影响，与社会公共利益相符合。在公众和个人利益冲突的情况下，护理人员需要进行有效调和。正因如此，护理人员不仅要对个人利益进行充分考虑，也不可以不管不顾护士的义务以及公众的利益，不参加灾害护理实践。但是应该注意，护理人员在参与应急救援护理过程中，医疗机构主管部门以及护理工作人员需要采取科学合理的措施，做好严格的防护，在参与研究之前，组织者应该对其进行紧急应对培训，制定科学合理的休息机制以及轮换机制，对护理人员生命安全进行有效维护。

其次，分配有限医疗资源。资源短缺是应急救援工作的重要特征。灾难救治场景中，常见的场景是大量的伤亡救援需求和有限的医务人员与医疗资源的矛盾。因此，如何合理地配置资源，即先救谁，先治谁，是护理人员经常遇到的伦理难题。针对这一问题，现代救护医学一般采用检伤分类策略。在紧急医疗救援中，对大批伤病员采取了分类救治和转移的方法，进而实现救援资源的优化利用。在有限的医疗资源中，检伤分类不均匀地分配，也就是说，重伤员第一时间得到优先治疗，轻伤员的处理延迟，看起来不符合公平原则。因此，关于检伤分类的伦理争议也随之产生。在寻求救治群体结果利益最大化时，是否应牺牲个体公平的医疗资源利益也存在争议。救灾工作实质上是以维护公共利益为导向的社会行为，最大限度地维护社会公共利益是应急救援工作的主要价值取向。所以，强调公共整体利益成为紧急医疗救援的合理伦理基础。此外，检伤分类法并未从根本上否定受伤个体的受救权。轻伤病员仍可进行医疗救治，延误处理也不会危及轻伤伤员的生命。目前，基于最大群体效益的检伤分类方法已成为当前国际和国内救援通行做法。值得注意的是，检伤分类只是在医疗救助资源有限的情况下采取的应急措施。检伤分类的伦理基础已不再适用，在医疗资源有充分供给和保障的情况下，灾害护理工作者有必要重新审视医疗资源的公平。因此，建议在开展灾害救援前，对检伤分类的启动和终止条件、参与检伤分类人员等问题进行明确的规定，以减少在具体应急护理实践中的伦理争议。

第二节　救援护理在应急事件中的作用

一、救援护理在备灾减灾阶段的作用

在紧急医疗系统中，护士作为应急医疗系统的成员，参与应急医学救援组织结构的构建与修订；参加对专业人员进行应急救援系统建设的培训。在制订计划之后，护理部门必须保证每个护士都了解应急援救计划，并定期进行演练，通过对项目的考核和相关人员的补充，确保应急救援计划的有序实施。灾前公共教育，大众健康教育对灾害预防与减灾起着积极作用。护理人员作为健康教育与宣传工作者，可通过健康讲座、媒体宣传等多种方式，向大众普及有关知识，包括防灾与互救、环境与安全教育、传染病防治等。

二、救援护理在应急事件现场的作用

首先，按损伤分类进行现场救援是应对中最为重要和关键的一环。应急事件造成的伤害（疾病）人员常常成批出现，数量难以预测，且伤情复杂多变。紧急情况下，往往出现医疗资源无法满足所有伤员的需要，抢救原则是先抢救那些急需治疗、抢救后生存率高的伤员。所以，估计和归类灾情和伤病员的伤害程度是非常重要的。

其次，在救治条件较差、时间紧、任务重的情况下，护理人员应以抢救生命为主，心肺复苏、止血、包扎、固定等急救工作，协助医生对危及生命的患者进行初步抢救，对猝死者进行现场心肺复苏，根据病情的轻重缓急安排疏散和转运。在伤者运送过程中，应密切观察其病情变化，以维持生命，缓解疼痛。

最后，现场管理与后方支持。如果灾情点靠近医院，交通方便，能够迅速得到医疗救助，应立即送往医院救治。离医院太远，应尽快设立临时救助站，向受伤人员提供及时的基本生命支持和长期生命支持，并向灾民提供住所、食物、水、衣物和卫生护理。后方医院护士也需要接听寻找亲人和朋友的电话并做记录，一旦被怀疑受伤人员的名字出现，可以立即通知其家属到伤者接受治疗的部门，以帮助伤者尽早得到正确的身份确认。

三、救援护理在恢复重建工作的作用

当地人民生活环境发生了巨大变化，尤其是人类赖以生存的水、空气资源的改变，引起了次生灾害，从而引起传染病流行，如果预防控制不当，将导致大量人员患病和死亡，在大灾后要防患于未然，成为灾后第一要务。应急事件发生后，护理人员需要承担或协助卫生防疫人员到事件现场、临时医疗救护点、灾民临时安置点等进行消毒药物喷洒，应协助有关部门加强食品和水的管理、排泄物处理和传染病媒介的控制。灾情发生后，护士也不能松懈，他们需要对伤员进行进一步观察和护理，确保其病情得到缓解。此外，受影响的人不仅健康受损，其心理状态也会变得极端不稳定，因此护理人员也需要关注受灾人员的心理健康，给予心理咨询和关注。关心患者、灾后生活环境的重建、心理干预指导等对护理人员也是不可或缺的工作。医护人员应加强心理干预，建立共同的心理目标。日本灾害应急救援中加强远期心理应对干预措施，包括：为灾民提供关怀，为受灾群众提供康复援助活动，开展区域社会重建援助活动。日本的照护义工在灾后为灾民提供健康咨询服务，并提出"3T"是缓解精神创伤所需的治疗方法，即：交谈（talk）、眼泪（tears）、时间（time）。

举例来说，面对地震灾害，医护人员做好灾民心理反应评估，大地震和频繁的余震，房屋损失，遇难者遗体，迁往陌生地点，通讯信号不佳和交通堵塞，加上生活不规律、缺乏睡眠、营养不良等，可引起血压升高、恶心、腹泻、头痛、疲劳等生理反应；记忆力减退、注意力不集中、思考、决策困难等认知反应；存在紧张焦虑、孤立无助、忧郁、沉默寡言、疏远、酗酒、对人不信任等行为反应。有1/2以上的灾区人群存在睡眠困难、焦虑症状和过度警觉症状；近1/3的人群出现噩梦，表现为做噩梦等；1/4左右的人表现有回避症状，部分患者出现了创伤后应激障碍（PTSD）。PTSD是指由于个人突发、威胁性或灾难性生活事件而延迟出现并长期存在的心理疾病，是最严重、致残性较高、目前尚无良好治疗方法的远期精神疾病。针对不同受灾人群的不同情况，护理人员应正确评估灾民的心理状况，以便指导下一步心理干预的实施。将心理辅导尽可能集中地对被救助者进行辅导，辅导以下内容会起到事半功倍的作用，集中介绍有关地震的科学知识和应对方法，将有关余震的最新消息及时通知被救助者，坚决地给被救助者已经安全的信息，进一步加强干预效果；介绍他们在出现某些症状时如何寻求帮助，如果睡不着，可以向医护人员求助等；建议被救助者互相照应，出现共同症状的人员互相帮助，介绍经验。再次提醒他们要从政府、公安等正规渠道了解救援的最新动态和信息，避免谣言带来更多的心理不安。心理护理作为灾后心理重建的重要内容，应贯穿灾害护理的各个阶段。护士应掌握科学的心理护理知识，学会简单、有效、快速的心理危机干预方法，使每一次灾难救援都能在救生的同时进行心理危机干预，就不会错过干预的最佳时机，充分发挥护士在灾后心理重建中的作用。

第三章　应急事件缓冲与分级

第一节　应急事件救援概念和分类

一、概念

应急事件救援一般是指针对突发、具有破坏力的紧急事件采取预防、预备、响应和恢复的活动与计划。应急事件救援的目标是：对紧急事件做出的控制紧急事件发生与扩大的有效救援，减少损失和迅速组织恢复正常状态。基本任务是：立即组织营救受害人员，组织撤离或者采取其他措施保护危险区域的其他人员；迅速控制事态，并对事故造成的危险、危害进行监测、检测，测定事故的危害区域、危害性质；消除危害后果，做好现场恢复；查明事故原因，评估危害程度。

二、分类

应急事件救援按应急事件的状态分为预警和警报。

（1）预警。当发生了处于可预见的、一旦触发即可产生危险或危害后果的事件时，由应急指挥部确定并预先发出的、要求做好准备工作的应急状态。

（2）警报。已发生危险或危害事故时，由应急指挥部根据事故的严重程度确定并发出的应急事件的状态。

第二节　应急事件的缓冲

一、概述

应急事件缓冲意味着在某一应急事件发生之前采取多种措施以防止

应急事件的爆发或消减应急事件爆发时对自然、社会以及公民个人的有害影响。简言之，应急事件缓冲意味着在应急事件发生之前遏制应急事件。在任意一个相对独立的应急事件管理链中，应急事件缓冲处于整个应急事件管理时间序列的首位，是整个应急事件管理过程的开始，是应急事件准备、应急事件回应与应急事件恢复的基础。

应急事件缓冲这一特殊管理行为具有三方面特殊的内涵。首先，从行为时间上看，应急事件缓冲发生在事件之前。应急事件缓冲包含着应急事件预防（prevent）的含义，应急事件缓冲意味着应急事件管理主体在应急事件形成或爆发之前就已经采取相关行动与措施，而并非在应急事件产生之后才采取应对举措；应急事件缓冲是建立在某种合理预期基础之上的前瞻性的主动行为，而不是被动的、反应性的行动。

第二，应急事件缓冲从行为目标上看，有高、低两个层次上的目标，国际卫生组织（WHO）在一份报告所述，"主要的"（primary）应急事件缓冲是减少灾难的出现（presence），而"次要的"（secondary）应急事件缓冲是消减灾难的影响（effect），应急事件缓冲的高层次目标是在应急事件形成之前消除应急事件，彻底避免发生自然或非自然灾难，将应急事件"扼杀于摇篮之中"；应急事件缓冲的低层次目标是在应急事件爆发之前提高整个社会的抵抗能力，以便在应急事件真正来到的时候尽可能地降低损失。

第三，从行动内容上看，应急事件缓冲意味着一整套相关的行动"集合"、联合国开发计划署（UNDP）将应急事件缓冲这一术语界定为"在应急事件发生之前减缓应急事件影响的所有行动"，并认为应急事件缓冲包括应急事件准备与长期的应急事件减缓措施；UNDP对应急事件缓冲的界定略显宽泛，但的确客观地反映了世界各国在应急事件管理实践中对应急事件缓冲的认识。从战略性的规划调整到具体的技术性措施，从经济结构、行政组织内的变革到建筑标准、卫生设施的改良，应急事件缓冲不是应急事件管理主体做出的某项政策或某个行动，而是复杂的"政策套餐"或行动集合。

二、应急事件的缓冲能力

应急事件缓冲本身就是一个大的有机整体，这个大的有机整体可以看成是一个应急事件缓冲系统，这个系统又是由各要素及其之间的相互联系制约而有机组合起来的。因此，应急事件缓冲能力就是指应急事件缓冲系统各构成要素相互作用的关系及其运行过程和方式。应急事件缓冲能力作为一个完备的应急事件预防机制，其构成要素应包括以下几个方面。

1.负责应急事件缓冲的行政系统 它应该是一个从中央到地方的常设的、专门负责应急事件管理的行政机构组成的体系，负责应急事件缓冲工作，对应急事件缓冲计划做出最终决策，并监督应急事件缓冲计划的执行。

2.信息情报系统 它是应急事件缓冲系统的神经体系，是从事情报资料的记载、收集、整理、贮存和传递的专门组织部门和单位的总称，是为咨询系统提供信息服务的体系。

3.咨询系统 它是应急事件管理行政机构的外脑，由多学科的专家集体担任。具有相对的独立性和自主性，其任务是辅助参谋，制定应急事件缓冲计划。

4.物资保障系统 在应急事件不可避免时，可快速调用，最大限度减少应急事件对社会的损害。

5.评估、反馈系统 它负责收集应急事件缓冲计划执行中反馈回来的信息，评估应急事件缓冲计划的效果，发现现有应急事件缓冲计划的缺陷，并做出局部的修正或战略性调整。

一个优秀的应急事件缓冲能力应当是上述系统的有机结合，它是系统的而非单一的，动态的而非静态的，连续的而非阶段的。可以最大限度实现应急事件缓冲的首要目标即"防止应急事件的爆发"，并为次要目标即"消减应急事件爆发时对自然、社会以及公民个人的有害影响"提供保证。

三、卫生领域缓冲能力

应急救援过程中，卫生领域是其主导力量，他们一般具备较强的应急事件缓冲能力，具体来说，主要包括以下几个方面。

1.应急救援组织体制　是伤病员救护和传送工作的组织形式及基本制度，包括救护机构的设置、救护任务和救护范围的区分。该体制以分级救护为宜。

2.分级救护　指把承担伤病员救护的医疗机构，按技术高低和措施的复杂程度分成若干等级，并按从低级到高级的梯次配置，把伤病员的整个救护过程从时间、距离上分开。伤病员在转送过程中，通过这些救护机构得到逐步完善的治疗。这种救护与转送结合的分级救护过程是伤病员救护的基本组织形式。灾区的救护条件受限，无法处理复杂的伤情及收容大量伤员。因此，伤病员必须经过现场抢救后转送至第二级或第三级治疗，将一个医院承担的救护全过程由三级或两级救护机构分工实施。但并不是每个伤病员都需要经过三级救护，应依据病情的轻重决定最终治疗机构的等级。如重伤病员是三级，2~3周能治愈的伤病员为两级。

3.分级救护的组织形式　第一级现场急救：由军队或地方医疗队派出的医护人员与公安、担架员等共同组成抢救小组，在灾区现场对伤病员实施初步急救措施。第二级早期救护：由灾区原有的或外援的医疗队单独设立或共同组织，承担伤病员的治疗、留治及转送工作。第三级专科救护：由安全地带的地方和军队医院担任，对转送来的伤病员进行确定性治疗直至痊愈出院。

4.急救现场的组织机构　①清理搜寻组；②排险组；③心理救护组；④伤员分类组；⑤救护组；⑥搬运后送组；⑦交通运输组；⑧后勤保障组；⑨药品器械供应组；⑩卫生防疫组；⑪安全保卫组；⑫通讯联络组。

第三节　应急事件的分级

一、应急事件分级

（1）按应急事件可能产生的后果的严重程度分为Ⅰ级预警、Ⅱ级预警、Ⅲ级预警。

（2）按事故产生的后果的严重程度分为Ⅰ级警报、Ⅱ级警报、Ⅲ级警报。

（3）应急预案体系中的各专项预案应根据事故危害程度、影响范围、损失情况等，明确划分预警和警报分级。

（4）应急处置部门或人员应根据应急事件等级的要求制定并实施相应的应急处理方案。

（5）应急指挥及相关人员应根据应急事件的状况对照应急预案的等级划分判断该事件的应急等级；指挥或信息通报时，指挥或相关信息通报人员应告知接受通报的人员应急事件的等级。

二、应急事件响应启动

所谓应急事件响应启动，指的是出现应急事件后，相关部门第一时间做出反应，以将事件的危害控制到一定范围内。根据事件的影响范围、危害程度等，可将应急事件响应分为Ⅰ级、Ⅱ级、Ⅲ级、Ⅳ级四个等级。

1.Ⅰ级响应　发生特别重大灾害事件，省指挥部根据国务院的决策部署和统一指挥，组织协调本行政区域内应急处置工作。

2.Ⅱ级响应　发生重大灾害事件，省指挥部立即组织指挥部成员和专家进行分析研判，对突发公共卫生事件影响及其发展趋势进行综合评估，由省人民政府决定启动Ⅱ级应急响应，并向各有关单位发布启动相关应急程序的命令。省指挥部立即派出工作组赶赴事发地开展应急处置工作，并将有关情况迅速报告国务院及其有关部门。事发地各级人民政府按照省指挥部的统一部署，组织协调本级应急指挥机构及其有关成员单位全力开展应急处置。

3.**Ⅲ级响应** 发生较大灾害事件，地级以上市、省直管县（市、区）应急指挥机构立即组织各单位成员和专家进行分析研判，对事件影响及其发展趋势进行综合评估，由地级以上市人民政府决定启动Ⅲ级应急响应，并向各有关单位发布启动相关应急程序的命令。必要时，省卫生健康委员会派出工作组赶赴事件发生地，指导地级以上市、省直管县（市、区）应急指挥机构做好相关应急处置工作。

4.**Ⅳ级响应** 发生一般灾害事件，县（市、区）［不含省直管县（市、区），下同］应急指挥机构立即组织各单位成员和专家进行分析研判，对事件影响及其发展趋势进行综合评估，由县级人民政府决定启动Ⅳ级应急响应，并向各有关单位发布启动相关应急程序的命令。必要时，地级以上市卫生健康委员会派出工作组赶赴事件发生地，指导县（市、区）应急指挥机构做好相关应急处置工作。

第四章 应急救援护理人员与物资要求

第一节 应急救援护理团队组织与要求

一、应急救援护理的组织体制

（一）组织体制特点

应急事件的预防和应对及灾后的健康管理过程，尤其是在事件现场帮助人群脱离险境，成批伤员的脱险、抢救、治疗、转送等工作，涉及面广，影响因素多，需要有效的控制和管理。应急护理组织管理指的就是通过对经过训练的、具有一定组织能力的人员的调度、控制和协调，保证高效率、有条不紊的应急救护工作的护理管理活动。

应急救援具有灾害发生的突然性、救治时间的紧迫性、救治任务的艰巨性、救治工作的协同性等特点。因此，有无有效的组织管理直接影响大量伤员的急救效果。在事件现场，良好的应急护理组织管理，可做到由训练有素的专门的组织管理者在现场对投入的人力、物力进行合理调配，通过预检分诊确定抢救重点，分配抢救人员，搞好抢救与输送的衔接，维护现场抢救秩序，以提高现场抢救的存活率。同样，在医疗机构，专门的组织管理者负责管理，防灾备灾预案的制定，人员和装备配备，组织教育和训练，以及灾害现场的有效指挥救护工作，可保证救护机构有条不紊地实施救护，提高治愈率，降低伤残率和死亡率。

（二）医学救援护理的组织体制

1. 平时应急医学救援组织体制 各级应急医学救援组织，如省危机管理医学救援中心、市（地）战时联合医学救援中心与特种医学救援队、县（市）医学救援所、乡镇医疗急救分队等，平时分别归属省、市（地）、县（市）、乡镇卫生行政部门组织领导与使用。

2.战时应急医学救援组织体制 地方各级应急医学救援组织，是分别由省、市（地）、县（市）、乡镇卫生行政部门在所属卫生系统建制单位抽调医务人员组建的应急医学救援组织。平时管理归属各级卫生行政部门，一旦战争需要，其管理体制分别转换为：省危机管理医学救援中心隶属集团军后勤部或省军区军动办，市（地）联合救援中心和特种医学救援队隶属所在市（地）军分区或联勤分部，县医学救援所与乡镇急救分队隶属预备役团后勤指挥与使用。

3.卫生动员体制的新探索 地方应急医学救援组织，是地方卫生系统为应对平时应急事件、重大伤害事故、紧急事态的伤员救援和战时卫勤保障需求而组建的应急医学救援组织。应急医学救援组织平时主要进行紧急医学救援和战伤救治的技术训练，归属地方各级政府卫生行政部门，战时则转属军队系统组织。

（三）医学救援护理的组织机构

西方发达国家建立的警察、消防及医学于一体的应急救援队成为国内和国际应急救援中的主力军。我国长期以来只是在应急发生后成立由当地政府牵头，融合军队、警察、医学等部门的临时救援队，灾情结束后解散，没有固定性的救援队。近10年来，随着我国经济实力的增强，从国家各部委到省、自治区、直辖市逐步成立专业化救援队。

1.国家地震局 中国国际救援队随着改革开放的深入和我国的综合国力显著提升，作为联合国常任理事国，在处理国际和地区事务中发挥着越来越重要的作用。开展国际应急救援不仅是向国际社会展示了我国的综合国力，更是加深了中国和受灾人民的友好情谊。国际形势迫切需要中国组建一支可以开展灾情评估、灾区搜救、紧急医学救助、疫病防治、灾后重建等多项任务，并且能够长时间自身保障的综合救援队。与此同时，自从中国地震局组建了中国国际救援队后，各省、市地震局积极筹建现代化的救援队。省级救援队规模从60人到150人不等，17支队伍加起来近2000人。大部分省级救援队比照国家救援队组建模式，由搜救、医学人员和地震专家组成，此外具备一定的危险物质侦测、通信保障能力。

2.卫生主管部门 经原卫生部批准于2002年成立，成为原卫生部直接领导的从事国内外医学救援工作的事业单位，其主要业务是对来华外商（特指非外国救援机构会员）提供紧急医学保障服务，从而改善外商在华投资环境。2004年在东南亚海啸后，原卫生部从全国医学卫生系统筹集队员，成立8个专业化救援队，包括综合医学救援队、卫生防疫队伍、核辐射事故应急救援队、化学中毒救援队、传染病救援队等。全国已有多家急救中心自发与当地警察、消防部门联合形成当地灾害救援服务的组织。

3.中国红十字会 2006年9月8日~10日，中国红十字会与原卫生部在北京联合召开全国红十字会卫生救护工作会议，会议宣布成立中国红十字会紧急救援队，依托原武警总医院和上海华山医院等医学机构在国内外重大灾害期间开展人道主义救援工作。

4.医学救援护理的组织编组 中国国际救援队医学分队根据出队任务的不同进行编组，形成了以下三种基本建制结构。

（1）5人分队建制：队长1人、内科医生1人、外科医生2人、护士1人。

（2）10人分队建制（10~20人分队）；队长1人、内科组3人（内科医生2人、护士1人）、外科组5人（外科医生3人、护士2人）、检疫防疫组1人（技师1人）。

（3）20人分队建制：指挥组3人（1名队长、内外科组长分别兼任副队长）、现场急救组（分2个小组）、分类检伤组、内科救护组（2个小组，重大抢救可合并）、外科救护组（2个小组，大手术可合并）、医技组、后送留观组等。

二、应急救援护理人力资源管理

（一）人员组成原则

1.坚持政府主导，社会参与　以政府推动建设为主，积极引导社会力量参与，坚持专业化与社会化相结合，充分发挥各部门、各单位、社会团体和志愿者队伍的作用，着力提高全市应急队伍的应急处置能力。

2.坚持分级负责，整合资源　按照属地为主、分级分类负责的原则，充分整合各级各有关部门现有各类应急队伍资源，形成应对合力。

3.坚持立足实际，突出重点　结合实际，统筹规划，按照先急后缓的原则，重点针对常发、易发灾种确定队伍建设，并逐步加强和完善。

（二）组建人员规模

中国国际救援队医学分队根据出队任务的不同（对医学急救的需求大小）进行编组，形成了三种基本建制结构：5人分队、10人分队、20人以上分队，并在此基础上进行扩展。

（三）人员管理

应急救援组织建设过程中，要加强对人员的管理。从年龄、技能水平、身体素质等角度出发，明确小组成员准入标准，根据事件特点调配护理人员。地震、重大交通事故主要调集胸外科、神经外科、骨科、手术室、急诊室与ICU的护理人员；感染性疾病流行调集消化科、呼吸科等内科护理人员；水灾、火灾调集外科、急诊科、手术室的护理人员等。成员应保证通讯畅通，24小时均可及时接听电话，若无特殊情况，人员不可离开应急组织所处城市，如需外出应提前向领导报备；定期进行演练与培训，强化人员应急救援护理能力；制定完善的绩效考核标准，激发人员工作积极性与主动性。

（四）护理团队人员组成和职责要求

1.通信联络员　负责应急救援工作中的通信联络工作，及时向应急指挥部汇报工作。发布有关信息，必要时可接受媒体采访，开展应急救援的宣传、教育，完成领导组交办的其他任务。

2.**警戒疏散员**　负责事故现场警戒、治安保卫、人员疏散、现场交通疏导等工作。

3.**抢险抢修员**　负责紧急状态下的工艺处理、设备抢修、生产恢复工作。

4.**消防灭火员**　负责事故现场的消防灭火、人员救护和财产抢救等工作。

5.**交通运输员**　保障车辆调配和抢险救援物资运输。

6.**物资供应员**　保障应急救援物资、器材、个体防护用品的贮备管理和紧急采购工作。运输和应急救援人员的交通车辆安排等工作。负责在应急状态下的后勤保障工作。

7.**医疗救护员**　负责现场医疗救护指挥及中毒、受伤人员的现场抢救、处理和转院护送工作。负责对受伤人员及家属进行慰问和安抚，了解伤员救护情况等工作。

三、应急救援护理团队的人员素质要求

（一）人员素质

1.**政治思想素质**　要忠于祖国、忠于人民；服从命令、听从指挥、不怕吃苦、甘于奉献；热爱护理事业，具有正确的专业价值观和为人类健康服务的献身精神；具有科学的精神、高度的责任感、慎独修养和正确的人生观、价值观，做到自律、自强、博爱、忘我。

2.**身心素质**　入选人员要身心健康，自愿从事应急救援护理工作，具有乐观、开朗、坦诚、宽容、豁达的胸怀，有高度的同情心和感知力；保持积极、健康的情绪状态，具有健康的体魄，具备较强的适应能力，良好的忍耐力、自控力和应变能力；具有良好的人际交往和沟通能力，尊重他人，有团结协作精神；有良好的心理素质，能冷静、理智地处理

应急事件，迅速、有效地协助医生展开救治，为挽救伤病员的生命赢得宝贵的时间。

3.专业素质 为适应应急救援护理的发展，应急救援护士应在具备自然科学、社会科学、人文科学等多学科知识的基础上，系统掌握护理学的基础理论知识，有娴熟的护理操作技能和急救技能。具有敏锐的观察能力和对应急事件有快速反应和处理的能力。选拔应急救援护理人员，应考虑具有急诊科、ICU、骨科、普通外科、心胸外科、儿科、感染控制等相关科室工作背景的护理人员，放宽选择科室的范围，以适应各种应急事件的护理需求。应优先考虑大专以上学历，从事护理工作3年以上，具备执业资格的临床护士。最好能掌握一门外语及计算机应用技术，这样才能有足够的能力去完成查阅英文文献，及时获取国际先进的应急救护经验，或在参与国际救援行动中发挥重要作用。

4.独立的思考能力 灾区伤者多，病种多，伤情复杂。少数医护人员要治疗大量伤病者，所以要保持独立的思考能力，才能在救治过程中及时发现问题、解决问题。

5.敏锐的观察能力 针对灾害发生后的特殊环境，初始阶段对于灾害的性质以及影响的判定往往很难进行。只能在救援工作开展中收集各种情报后才能判断，这就需要距离现场伤病员最近的护理人员具有敏锐的观察能力，随时捕捉任何可疑的伤病员的症状及现场环境的变化。这是每天在医院中进行普通的护理所不能比拟的。所以应对护理人员开展各种伤病的症状、各种环境因素变化对于疾病表征的影响的教育，从而提高护理人员区分正常与异常的观察能力。

（二）能力要求

1.求助能力 应急救援员应能够掌握信息沟通工具的使用方法，有效利用身边的工具进行救援工作，如使用电话、手机或以其他方式在第一时间准确报警，掌握报警的时机及报警的标准术语和报警要点，了解参与救援工作的部门或救援力量的相关职能，熟悉灾害发生的关键信息、要素以及灾害要素的表述方法，并且能够准确记录信息，供救援人员了解情况，为救援人员提供决策参考。

2.沟通能力　应急救援员在现场，不仅要向有关部门报告灾害状况，还需要与现场人员进行沟通，告知和动员在场人员有序撤离，有时还可能承担起各部门和人员之间的协调工作。这些都要求应急救援员表达清晰、思维敏捷，具有良好的与人沟通的能力。

3.组织能力　由于应急事件发生突然、扩散迅速、危害面广，在突发性现场需要安全、有效地引导和疏散受灾害影响的人员迅速撤离现场，所以应急救援员需要掌握疏散的原则、方法、路线选择等技巧，组织协调受灾人员有序撤离，以避免因恐慌和聚集引发更严重的踩踏等次生灾害。

4.医疗救护能力　紧急情况发生时，应急救援员需要对受伤人员的伤情进行快速检查，以判断伤情，并进行院前的初级救护，抢救生命、控制伤情、减少痛苦，以等专业医疗人员的到来。同时，在现场医疗条件有限的情况下，应急救援员应能参加受灾者的急救工作，并协助专业医护人员开展救治工作。

第二节　应急救援指挥系统

一、应急救援指挥系统概述

（一）指挥系统概述

城市应急救援指挥系统是一套对危化品企业、重点区域及重点防范单位的安全实时远程监测预警、为应急救援指挥提供信息支撑的网络系统。系统包括计算机、通讯、计算机网络、信息技术、多媒体信息传输、图像处理、数据仓库、传感器网络等多个相关专业技术领域，实现对安全隐患监测数据实时采集、过滤和传输；应急救援基础支撑信息建设、共享和交换；应急救援工作平台的迅速搭建。

（二）指挥系统人员能力要求

指挥系统人员参加应急救援工作时，应具备以下几个方面能力。

1.信息捕捉能力　指挥系统工作人员要具有对应急事件信息及时感知、迅速捕捉的能力和素质；要有强烈的时间观念，做到眼疾手快，闻风而动，把握时机，迅速捕捉，不让应急事件信息从身边溜走；要收集、传送、反馈及时、客观、真实的应急事件信息，切实做到早发现、早报告，以利于党委、政府领导把握指导处置应急事件的有利时机和工作主动权，尽快化解矛盾。否则，迟报、漏报和瞒报重要应急事件信息，必将影响上级党委、政府及时了解掌握重要应急事件信息，延误指导处置重大事件事故的最佳时机。

2.研判能力　通过各种渠道收集来的预警性应急事件信息往往是初始、凌乱、无序和彼此孤立的，这就需要指挥系统工作人员分析研判出预警性应急事件信息真实情况和可能发展的趋势。因此，提高指挥系统人员的综合分析研判能力显得尤为重要。要熟练掌握各种综合分析研判方法，这是提高综合研判能力的基本途径。指挥系统工作人员研判水平的高低，很大程度上取决于各种综合分析研判方法掌握的熟练程度，只有熟练掌握各种分析研判方法，才能确保研判的有效进行。提高研判能力，要在实践中摸索规律，积累经验。

3.思维能力　指挥系统工作人员要具有把握未知、预见未来的能力。指挥系统工作人员为领导提供预警性应急事件信息和舆情，但从为领导当好参谋助手的角度来讲，必须"参"到点子上，"谋"到关键处。因为领导不仅需要及时掌握当前的动态，更需要了解今后的趋向，从而使决策有更为充分的依据。这就要求指挥系统工作人员具有超前的思维能力，善于抓住苗头性的东西，小处入手，大处着眼，见微知著，见因知果，预知和把握未来，尽早向领导提供可能出现的新情况、新问题，使领导掌握决策的主动权，审时度势，预立于前，未雨绸缪，防患于未然。

4.表达能力　指挥系统工作人员要具有精于准确表述应急事件信息

和应急评估分析报告的能力。首先，要客观反映，准确描述。反映问题要如实，一是一、二是二，不虚美、不隐恶，对事件的来龙去脉要交代清楚，应急事件信息和应对分析研判报告的要素齐全，主要内容不能遗漏，遣词造句要有分寸。这是保证准确描述的重要一环。其次，要简洁明快，惜墨如金。简洁不是简单，决不能将应该表达的内容省去。简洁就是要凝练。要提高表达能力必须在语言文字上下功夫，多精推细敲，练好过硬的基本功。要多看、多思、多写、多练，勤于动笔；要善于借鉴，研读范文，学人之长，补己之短。

5. 现代化办公能力　指挥系统工作人员要具有使用现代技术设备进行办公的能力。应急事件信息价值的重要一面就是时效性，因而应急事件信息的收集、加工、传递都必须在尽量短的时间内完成，这就必须借助于现代化办公设备和信息系统。必须加强学习，熟练掌握，娴熟应用，使应急平台在指挥系统和应急事件处置中切实发挥作用。

6. 协调能力　协调是工作的手段，协调出积极性，协调出战斗力。作为具体执行的指挥系统工作人员要确保应急事件信息渠道的畅通，确保各项工作的顺利进行，必须具有较强的协调能力，加强与各级各有关部门、单位指挥系统工作人员之间的工作沟通、信息交流，缩短信息传递链条，协助领导有效组织、快速反应、高效运转、临事不乱，共同应对和处置应急事件。

7. 应急处置能力　当前影响公共安全的不利因素增多，指挥系统工作基础比较薄弱，指挥系统工作人员应对应急事件能力还有待进一步提高。因此，指挥系统工作人员要多参加各类指挥系统培训班，通过培训增强指挥系统意识，熟悉掌握应急预案和相关工作制度、程序、要求等；要多参加各种应急演练，通过演练熟练掌握应急预案的各项操作规程；要多到基层调查研究，通过调查将基层鲜活的指挥系统经验及时地总结出来，提高领导决策服务和应急处置能力。特别是基层指挥系统人员，要提高应急事件隐患排查监管的能力和第一时间应对应急事件的能力，为全面提升应急处置能力提供支撑。

（三）应急救援指挥系统运转

利用信息化技术建设出的计算机网络系统通过完善的指令传播与信息交流体系，建立起同电子政府应急管理体制相适应的应急救援管理系统，从而可切实有效地对应急事件的预防和治理进行高效控制。应急救援管理系统在灾害应急救援中的运用，使应急救援管理的流程建立在信息网络通道和信息平台的基础上，从而提高流程的速度、效率和准确性，并不断促进应急救援管理流程的重组和再造，极大地提高工作效率。同时，应急救援管理系统可使信息的垂直历时性传递转变为信息的水平共时性传递，提高了信息的共享程度，缩减了信息传递的周期，突破了应急救援部门间信息沟通与工作协同的传统界线和范围，实现了一体化的远程交互和跨部门的协调办公与管理，提高了信息资源的挖掘、利用和处理能力。

二、应急救援指挥系统功能

（一）指挥功能

应急救援时，指挥人员可利用系统对各参与方发布命令，使参与方有序完成各项工作，提升应急救援效率。

（二）组织功能

一项应急救援活动当中，通常需要由交通、医疗、政府等多个部门共同参与，通过应急救援指挥系统的应用，可将所有参与方集中到一起，并根据应急救援工作的要求，为各参与方分配合理的工作，确保整个救援工作顺利开展。

（三）协调功能

各参与方应急救援时，第一时间将救援信息传输给指挥平台，其他参与方通过对指挥平台中信息的浏览，掌握其他救援队伍的工作情况，以随时对救援工作予以调整，使整个救援工作有序进行。

（四）决策功能

应急救援指挥系统通过对事件现场条件、周围自然天气状况等因素的分析，确定出灾害救援等级，从而制定出相应的救援方案，为救援工作的开展提供支持。

（五）沟通功能

通过应急救援指挥系统的应用，可促进各参与方间的交流与沟通，使整个救援工作形成一个整体，从而提升救援效率。

第三节　应急救援后勤保障和物资分配

一、应急救援后勤保障分类

（一）人力资源保障

应急救援工作开展时，需要投入大量人力资源，确保人力资源规模与数量符合救援工作要求，可有效提升救援工作效率。其中，主要人力资源包括：应急管理人员，主要负责整个救援工作的开展；相关应急专家，主要负责分析应急事件的原因、危害并制定处理决策等；专职应急队伍，主要负责应急工作的开展；辅助应急人员，配合专职应急队伍完成救援工作；志愿者队伍，根据救援工作需求，可安排到任意岗位上等。

（二）物资保障

1.**常规、必备应急物资和设备的准备**　由医院医疗应急小分队负责领出打包，单独储存，提高应急事件发生时的响应速度。器材处配合医院医疗应急小分队定期更新在有效期管理的医用消耗材料，并负责应急设备的检测、维护，使之处于完好应急待用状态。

2.**应急物资存储量**　除医院医疗应急小分队储存应急物资外，器材处还需考虑储备一定量的应急物资和设备。医用消耗材料应以必备为原则，建立储备目录，并将所需物品存储量保持在最低警戒线以内；应急设备由器材处设备租赁中心备份（呼吸机由呼吸科呼吸治疗中心负责备份）。

3.应急物资和设备的调配 根据医院突发灾害事件应急指挥部的指令统一进行调配。使用部门如需要增加紧急购置设备的，必须报医院突发灾害事件应急指挥部统筹规划并批准。经医院应急事件领导机构批准紧急购置的应急物资和设备，器材处要开通采购和发放的绿色通道，保障供给的时效性。

（三）人员家庭保障

1.水 水是家庭战略物资储备中必须重视的一项。常规储备量：不少于300公升，越多越好（无论如何是无法储藏半年所需要的水量的，因此即使在特殊时期也要谨慎使用储备用水）。

2.食品 在我国，大部分城市家庭均无专门的储藏室，不适于借用西方国家的储备标准，因此可采用库存补充法进行储备以节约成本和空间。在存储的食物方面，主要包括碳水化合物，如大米、面粉等，储存量控制在200公斤左右；饼干类食品，2箱压缩饼干即可；肉类食品，如腊肠等，条件允许情况下，储存量要超过20公斤；果蔬类食品，根据具体情况尽量多储存。食用油，储存量控制在25升左右。

3.药品 家庭储备药品不但要根据家人不同的身体情况进行储备，还需要考虑到特殊时期的特殊需要，比如在新鲜果蔬缺乏的状况下，需要用维生素类药物给家人进行必需的维生素补充，因此需要比较大量的储备维生素类药物。主要包括解热镇痛药：如阿司匹林、去痛片、消炎痛等；治感冒类药：如新康泰克、速效伤风胶囊、强力银翘片、白加黑感冒片、小儿感冒灵等；止咳化痰药：如必嗽平、咳必清、蛇胆川贝液、复方甘草片等；抗菌药物：如氟哌酸、吡哌酸、环丙沙星、复方新诺明、乙酰螺旋霉素；胃肠解痉药：如普鲁本辛、山莨菪碱等；助消化药：如吗丁啉、多酶片、山楂丸等；通便药：如大黄苏打片、甘油栓、开塞露等；止泻药：如易蒙停、止泻宁、思密达等；抗过敏药：如塞庚啶、扑尔敏、苯海拉明等；外用消炎消毒药：酒精、碘酒、紫药水、红药水、高锰酸钾等；外用止痛药：如风湿膏、红花油等。其他：创可贴、风油精、清凉油、消毒棉签、纱布、胶布等。

二、应急救援后勤保障系统建设

（一）系统建设

为了确保应急救援后勤保障有效落实到实践工作当中，需要加强对应急救援后勤保障系统的建设，首先，确定组织构架，一般由一名组长、3名副组长以及若干名成员构成。然后，确定部门职责，主要包括：场地、食宿预订及相关物品采购；运输物资的车辆安排；应急救援人员及相关人员报到登记、客房安排和房间布置以及就餐相关事宜的安排；相关人员的往返接送、全程接待；信息的沟通发布。之后明确工作要求，即：各科队伍要统一思想，提高认识，全力以赴做好应急救援的后勤保障工作；后勤保障工作要做到"细致、周到、热情"；各对口接待人员要明确职责、任务，加强团结协作，妥善安排好相关人员的吃、住、行等。最后，明确应急救援保障的工作任务，包括：及时公布救援信息；为救援工作提供所需要的救援设备；保证人员、物资运输顺畅；为救援工作提供技术支持等。

（二）保障指挥

应急事件发生突然，涉及面较为广阔，所以在应急救援时，需要投入大量的物资资源，只有合理对物资资源进行调配，才可使救援工作顺利开展。救援总指挥应加强对物资分配的重视程度，以具体情况为基础，结合当前的物资储量，合理进行分配，确保有限的物资应用到最佳的工作当中。首先，指挥部要全面对整个应急事件的进展情况进行分析，确定涉及范围，判断各地区的严重程度及对救灾物资的需求等，并以此为基础，划分出物资保障需求等级，最后按照需求等级的高低对物资进行分配。例如在2019年新冠疫情暴发后，武汉是疫情发现最早且最为严重的地区，因而对人力资源、医疗资源以及日常私生活物资具有更高的需求。针对这一情况，国家新冠肺炎病毒疫情抗击指挥部将武汉及周边疫情较为严重的地区划分成1级灾区，设定成1级物资需求等级，进而将大部分救援物资分配给武汉地区，为武汉地区疫情的应对提供了重要帮助，正是在庞大人力、物力资源的支持下，武汉疫情会在数个月的时间内得以控制，使当地疫情水平恢复到正常状态。

（三）保障时效

在应急救援工作开展的过程中，物资保障通常具有一定的时效性，即在合理时间内发挥出最大的作用，以保证整个应急救援工作顺利开展。为了确保物资保障的时效性，可从如下几方面入手。

首先，要制定出完善的法律法规。目前，我国针对应急救灾工作的开展，已经制定出《灾害管理基本法》等法律法规，其中对资金筹措、灾害预警、救灾措施、物资储备、灾后重建等方面做出了详细规定。

其次，构建完善的通信系统。信息不畅是近年来灾害救援中暴露出的重要问题。应以现有国家气象通信网络为基础，利用无线电频率、宽带等手段，建立覆盖全国、快速安全、稳定可靠的灾害应急救援通信系统，解决信号死角、系统堵塞等问题，提高应急救援通信能力。

再次，应急管理保障。加强救灾物资储备人员的培训，保证救灾物资采购、管理、调拨、使用、回收等工作的顺利开展。建立健全应急物资监测网络、预警体系和应急物资生产、储备、调拨及紧急配送体系。引入现代物流的方法、理念，管理应急物资的仓储，实现仓储管理自动化、信息化、机械化。

最后，调运机制保障。建立健全国家、地方及不同系统、领域的救灾物资共享、调拨、运输的联动机制，建立灾情反馈与物资供应的信息平台，确保救灾部门及时、快速了解灾情，制定切实有效的物资调运方案，保障救灾工作的有序开展。

三、应急救援物资分配原则

(一)配套原则

一方面,应急事件的突发性和严重性通常会造成大面积地区同时受灾,但不同地区的经济情况、地理特征和人口结构等不同,导致受灾程度不同,使得各个需求点对应急物资需求的种类、数量和需求紧急程度等存在差异。应急物资分配的首要工作就是评估相关灾情信息,认真了解灾区实际需求,为其提供正确种类、数量的应急物资,尽量提高供需匹配程度,使分配决策能够做到有的放矢,充分发挥救灾物资的使用效益,从而真正解决灾区受灾群众的物资供应问题。另一方面,应急事件发生后,决策者需要依据应急事件的类型、灾害强度、影响范围、持续时间等,结合受灾地区的具体受灾情况,评判不同地区的应急物资需求结构,并以此作为物资分配的重要决策依据。根据受灾地区灾情严重程度的不断降低,给予应急物资数量不断减少的供应方案,使应急救援覆盖面广的同时能够保证重点。

(二)便于携带原则

应急事件发生后,需要在最短的时间内对应急事件进行处理,以降低应急事件所产生的危害,所以,应急事件处置对应急物资的时效性具有较高的要求。为了确保救援物资符合这一要求,必须要遵循便于携带原则对物资进行分配。首先在物资分配时,应根据应急事件程度与交通运输道路情况,在保证物资符合应急救灾工作需求的同时,尽量选择体积较小,携带方便的物资,如在火灾当中,选择体型相对较小一些的灭火器;在滑坡、泥石流等灾害当中,携带应急医疗包等,以快速将应急救援物资运送到救援现场,为救援工作的开展提供支持。其次,一些应急事件应急救援时,需要采用一些大型救援设备,如呼吸机等,及时将这些设备运送到救援现场,可更好地开展应急救援工作。所以,在大型救援设备分配时,应考虑这一问题,可以采用一些易于移动的设备,也可采取相应的方式对设备处理,如安装轮子等,以使大型设备移动方便。

（三）节能原则

一方面，应急事件可能发生到任何地区，如森林、山区等，这些区域出现灾害后，由于远离城市，能源系统建立的并不完善，没有充足的能源应对灾害，导致应急事件的处置效果较差，可能造成巨大的危害；另一方面，若城市当中发生灾害，将会对城市能源系统造成破坏，影响城市能源系统的应用。例如在2008年的汶川地震当中，供电供水系统严重破坏，不仅影响当地居民的正常生活，而且还对救援工作的开展造成巨大干扰，很多救援设备无法正常使用。所以，在应急救援物资分配时，必须要遵循节能原则，首先，在设备选择方面，尽量选择节能设备，减少对能源的需求量，保证救援工作顺利开展，如采用太阳能设备，利用太阳能作为能源驱动设备运行等；其次，在救援工作开展时，应合理对设备进行控制，救援工作完成后，立即将设备关闭，减少设备的能耗量。

（四）机动原则

所选装备既要方便展开、撤收，也要便于转移、运输，因此，装备的自行能力和携运行能力是选列装备考核的主要指标之一。

（五）稳定原则

应急救援是一项长期的工作，所以在物资分配与选择方面，应考虑物资的稳定性，即在一定时期内发生作用，保持其效力相对稳定。

（六）标准原则

应急救灾物资分配时，应严格遵守相关的规章制度，救灾物资专门用于紧急抢救、转移安置灾民和安排灾民生活，解决灾区群众的吃、穿、住、医等需要。不得以福利品方式发放；不得以任何理由安排干部及干部家属使用；不得用于非地震灾害引发的困难救助；不得以任何理由截留救灾物资。

救灾物资分配发放要科学合理，不搞平均主义和"一刀切"，县民政局、各乡（镇）人民政府和有关单位要深入调查摸底，根据受灾程度，本着公开、公正、透明的原则，优先保证学校、医院等公益性行业，优先保证供水、供电、通讯、交通等重点部门，优先保证受灾最严重的乡镇和重要岗位，优先保证重灾村和重灾户。教育、卫生等部门要根据受灾学校、卫生院等实际情况，分清轻重缓急，依次发放。各乡（镇）人民政府、各有关部门要严格掌握政策界限，绝不允许因发放不公而引发新的矛盾。

救灾物资发放要以保障重灾区困难灾民基本生活需要为目标，统筹兼顾，合理分配，确保每一户灾民有饭吃、有衣穿、有被盖、有干净水喝、有临时住所、有地方看病。

严禁任何单位和个人变卖、挪用、贪污、私分、自用救灾物资，对违规违纪者要坚决追究当事人的责任。严格按程序及时分配发放救灾物资，绝不允许任何单位和个人以任何理由迟缓、拖延发放救灾物资，保证救灾物资在第一时间发放到最需要救助的困难群众手中，有效保障灾民基本生活。

四、应急救援物资类别

（一）急救物资

（1）急救包、气管切开包、缝合包、各种常用小夹板或石膏绷带、担架、止血带、氧气袋、帐篷等。

（2）20%甘露醇注射液、0.9%生理盐水注射液、低分子右旋糖酐氨基酸注射液、血浆、多巴胺、西地兰等。

（3）酒精、碘酒、龙胆紫、过氧化氢、红汞等消毒用品。

（4）消炎药、治疗冠心病及降血压药、止咳平喘药、清热止痛药、解痉止痛药、镇静药、脱敏药、脱水药、抢救药和治疗配药的液体等常用药品。

（5）体温计、血压计、冰袋、听诊器、一次性注射器及输液装置等常用物品。

（二）手术物资

手术物资包括吸收线、止血纱、血管线、缝针、手术刀片、单桥线、减账线、免缝、明胶海绵、腹腔引流管、引流袋、负压球、硅胶管、留置针、石蜡油、输液贴、输液管、显影纱块、普通纱块、伤口贴、电刀、虹吸头、虹吸管、皮肤纸、碘纺纱、手术包、手术衣、大血垫、小血垫、标签、负极板、病理袋、接骨板、石膏绷带、医用手套与消毒水等。

（三）转运工具

转运工具主要包括轮椅、救护车、担架等。

（四）防疫物资

防疫物资包括防疫一次性口罩、一次性防护服、隔离衣、防护面屏、护目镜、一次性手套、鞋套、高浓度84消毒液、医用消毒酒精、消毒洗手液、电子体温枪、水银温度计、肩背式喷雾器、手持式喷雾器、隔离室、教学扩音器、一次性垃圾袋等。

（五）生活物资

（1）保障人民生活的物资　主要指粮食、食油和水、手电等。

（2）工作物资　主要指处理危机过程中专业人员所使用的专业性物资，工作物资一般对某一专业队伍具有通用性。

（3）特殊物资　主要指针对少数特殊事故处置所需特定的物资，这类物资储备储量少，针对性强，如一些特殊药品。

第四节　应急救援大规模事件人员管理

一、应急救援现场环境安全评估

（一）侦查评估

侦查评估是指救援队伍抵达灾区，对指定的工作区域进行快速调查和评估。它的目标是完成工作区域内破坏或倒塌建筑的救援需求调查分析，确定优先施救顺序，为队伍制订行动计划提供主要依据。它的目的就是以最快的速度对最需要救助（或最容易救助）的幸存者实施救援，尽可能多地救出幸存者。侦查评估的先决条件就是调查，了解现场情况的一切人员都可作为调查对象，尤其是原建筑中的主人，这些幸存者非常了解建筑的情况，易于获得有效信息。在没有地图的条件下，侦察或调查的结果（特别是在国外）需要通过草图来反映，尤其是有明显救援需求的倒塌建筑，必须要进行定位，方式包括GPS给出经纬度坐标，同时要对街道名称、建筑名称及楼号进行标注。若无法获知街道名称、建筑名称及楼号则需要绘制地面标记。对倒塌建筑进行优先施救的快速评估主要取决于是否存在受困者（人数、大致位置）、失踪人员数量、倒塌建筑的稳定性、建筑倒塌形成空间的大小等因素。

（二）稳定性判断

　　房屋建筑在强地面震动下极易被破坏甚至倒塌，尤其是特大地震现场房屋破坏和倒塌非常普遍，且具有倒塌机制不一、倒塌形式多样化等特点。尽管工程专家们通过震害现场调查、结构抗震试验、数值模拟分析等，给出了结构破坏和倒塌分析的方法，但是，在救援现场与时间赛跑抢夺生命的救援状态下，判断破坏或倒塌建筑的稳定性、抗扰动性等行之有效的方法还多停留在靠专家经验的定性分析水平上。结构工程师在搜索之前需提供对可能埋压人员位置（空间的大小）的判断，一旦搜索完毕（如人工、犬、仪器），确定受困者位置后，结构工程师就应与营救人员共同研讨营救计划。这个阶段的营救计划就是如何安全接近受困者，即创建安全通道。结构工程师在整个行动中起到至关重要的咨询作用，不仅协助制订营救方案，还要时时指导和监督营救队员的各个行动，防止不当的扰动或破拆造成结构的二次坍塌，并要事先制定废墟营救中的撤离路线和集结地点。更为重要的是，结构工程师要监测结构可能倒塌的征兆或特征，并做出判断，这涵盖了对梁、柱、墙体、楼等承重体系变形的判断，有时是相对于倒塌建筑形成的新的结构支撑关系。

（三）危险物质评估

救援现场危险物质评估是由救援队配备的危险物质工程师来完成的。其对一个责任区域要完成3个层次的工作，即询问与观察现场情况、对工作区域进行危险物质侦检、根据危险程度与救援队自身能力进行评估和初步处置。这需要危险物质工程师具备危险品信息识别与紧急处置的能力，配备专业侦检仪器，并具有较丰富的救援现场工作经验。

二、应急救援现场人员信息统计

（一）伤情评估分类的方法

医学救援人员必须树立"时间就是生命"的概念，分秒必争不失时机进行抢救。负责分类的医生通过望、触、叩、听等简单方法获得决定伤病员紧急情况的相关资料，一些简单的辅助检查有时要作为补充手段。对需要立即解除威胁生命的创伤，遵照ABCDE法则，对伤员呼吸道（airway）、呼吸（breathing）和循环（circulation）状况进行评估，同时要检查伤员是否有神经功能障碍（defibrillation），及时脱去（为避免进一步加重损伤可剪开）伤病员的衣服，以充分暴露（expose）可能创伤的部位，注意保暖防止低体温。熟练掌握除颤、通气、止血、固定、包扎、搬运等必备急救技术。抢救伤病员生命，防止病情恶化，减少痛苦，防止并发症，为医院专科救治奠定良好的基础。

（二）分类步骤

判断伤病员生命支持系统功能、全身情况、衰竭程度、年龄及营养情况等。最常见的是休克，要根据伤病员的情况全面准确评估。伤情评估分类决定给予治疗的紧急程度，也就是决定治疗是立即开始，还是应延期进行治疗。判断救治的希望，根据情况灵活处理。采用简便创伤评分法算出伤病员的得分，并将伤病员后送治疗。这种创伤评分是根据粗略估计得出的，而不是通过测量。例如血压，如果桡动脉有搏动，则估计收缩压大于75mmHg；如果仅有颈动脉搏动，则收缩压为60~75mmHg；

如果颈、桡动脉都摸不到搏动，则收缩压估计小于60mmHg。此外，还估计换气程度、有无呼吸道阻塞的可能、伤病员能否自主睁眼睛、有无语言反应和肢体动作反应等。若无睁眼反应，语言反应答非所问，运动时疼痛而且幅度较小，则格拉斯哥（Glasgow）昏迷计分法得分小于8分，可能有严重颅脑损伤存在。

三、应急救援现场死亡人员管理

出现人员死亡后，应对死亡人员进行妥善管理，以防止出现各种灾后不良事件。首先，发现人员遗体后，需要对遗体进行简单的处理，清理遗体上的杂物，简单对伤口进行缝合等，以使遗体保持良好，为遗体的辨认提供支持。若为疫情，应立即将遗体隔离，防止其他人员接触遗体而被感染。其次，相关部门人员需要第一时间利用居民档案、DNA检测、家属辨认等方式确认死亡人员的信息，并做好遗体保管工作。确认死亡人员信息后，在征得人员家属同意后，及时交给殡仪馆火化，以防止遗体长期不处理出现腐烂现象，造成灾后疫情。若灾害为疫情，可根据当地具体情况对遗体进行处理。处理遗体的同时，将死者遗物交给家属。

第五节　应急救援护理队基本装备

一、个人防护装备分类

（一）普通防护装备

1.通讯装备　目前，我国应急救援所用的通讯装备一般分为有线和无线两类，在救援工作中，常采用无线和有线两套装置配合使用。移动电话（手机）和固定电话是通讯中常用的工具，由于使用方便，拨打迅速，在社会救援中已成为常用的工具。在近距离的通讯联系中，也可使用对讲机。另外，传真机的应用缩短了空间的距离，使救援工作所需要的有关资料及时传送到事故现场。

2.交通工具 良好的交通工具是实施快速救援的可靠保证，在应急救援行动中常用汽车和飞机作为主要的运输工具。我国的救援队伍主要以汽车为交通工具，在远距离的救援行动中，借助民航和铁路运输，在海面、江河水网，救护汽艇也是常用的交通工具。另外，任何交通工具，只要对救援工作有利，都能运用，如各种汽车、畜力车甚至人力车等。

3.照明装置 重大事故现场情况较为复杂，在实施救援时需要良好的照明。因此，需对救援队伍配备必要的照明工具，有利救援工作的顺利进行。照明装置的种类较多，在配备照明工具时除了应考虑照明的亮度外，还应根据事故现场情况，注意其安全性能和可靠性。如工程救援所用的电筒应选择防爆型电筒。

（二）化学防护装备

不同的危险环境救援使用的个体防护装备应有不同的要求，但都以保护应急人员在营救操作时免受伤害、在危险条件下应急人员能进行恢复工作、逃生为使用目的。个体防护装备分为三个级别。

1.A级个体防护 A级个体防护适用于热区——危险排除。防护对象包括：接触高蒸汽压和经皮肤吸收的气体、液体；可致癌和高毒性化学物；极有可能发生高浓度液体泼溅、接触、浸润和蒸汽暴露的情况；接触未知化学物；有害物浓度达到IDLH浓度（立即威胁生命和健康的浓度）；缺氧。A级个体防护装备包括：呼吸防护——全面罩正压空气呼吸器；防护服——全封闭气密化学防护服，防各类化学液体、气体渗透；防护手套——抗化学物；防护靴—抗化学物；头部防护——安全帽。

2.B级个体防护 防护对象包括：种类确知的气态有毒化学物质，可经皮肤吸收；达到IDLH浓度，缺氧。B级个体防护装备包括：呼吸防护——全面罩正压空气呼吸器；防护服——头罩式化学防护服，非气密性，防化学液体渗透；防护手套——抗化学物；防护靴——抗化学物；头部防护——安全帽。

3.**C级个体防护**　防护对象包括；非皮肤吸收气态有毒物，毒物种类和浓度已知；非 IDLH 浓度；不缺氧。C级个体防护装备包括：呼吸防护——空气过滤式呼吸防护用品，正压或负压系统，过滤元件适合特定。

（三）生物防护装备

1.**防护帽**　防止灾害区域内的污染物与救援人员身体接触。戴帽时先将折叠的防护帽展开，然后帽檐需遮盖前后发际线及两侧耳朵上方，使头发不外漏。

2.**护目镜**　进行危险操作，转移易喷溅、易挥发等有毒危化品时，需佩戴护目镜。

3.**口罩**　医用口罩。进行常规的操作，应佩戴一次性医用口罩，进行防护；N95 拱形防护口罩。处理危化品或感染性样本时穿戴 N95 拱形防护口罩，最好使用防溅口罩，如有胡须应刮去，使用时应始终保持口罩与脸紧贴。一次性使用口罩应在使用后 4 小时丢弃，不能重复使用，不能与他人共同使用。如口罩遭到分泌物飞溅或弄湿，应严格洗手后戴上清洁手套更换；防毒面罩。危化品泄漏时，应戴上防毒面罩处理，防护面罩要求透亮度好，有较好的防飞溅功能，重复使用前应进行彻底消毒。

4.**防护衣（实验服、防护服、围裙）**　实验人员进行高危操作时，应穿戴一次性防护服。最好是连体式，防水及抗静电性能好，无过滤作用。必要时，应着耐腐蚀的防护服。袖口、脚踝口应为弹性收口，面部、腰部应有弹性收口或拉绳收口。

5.**手套**　PE 手套、乳胶手套进入常规实验场所时，应先戴上 PE 手套，再套一层乳胶手套。进入高危实验场所时，应佩戴好耐腐蚀手套，用后及时处理手套上的残留液，若发现破损，应及时丢弃。

6.**橡胶鞋**　处理较大量溢出的危化品时，应着耐腐蚀橡胶鞋，避免普通实验室专用鞋被腐蚀进而对实验室工作人员造成伤害。

7.**冲淋、洗眼装置**　用于在工作中减少遭受有毒有害物对身体的伤害，能够做初步的紧急处理并符合劳动安全法规。

二、防护面罩（呼吸器）的分类

（一）普通面罩

1.焊接面罩 由观察窗、滤光片、保护片和面罩等组成，具有防飞溅物、有害光线和隔热性能。有头戴式、手持式、半面罩式等多种形式，适用于有热辐焊接作业。

2.防冲击面罩 用来防护飞来物冲击、化学液体飞溅物等。

3.防热、辐射面罩 由面罩和头带组成，常用的有带有金属网式和镀膜隔热面罩，常用于温度较高的场所当中。

（二）微粒过滤器面罩

微粒过滤器是孔径为0.2~1 μm的滤膜过滤器的统称。微粒过滤器是国内外近年来才开发的新型过滤设备。它可以滤除液体和气体的0.1 μm以上的微粒和细菌。微粒过滤器具有过滤精度高、过渡速度快、吸附少、无介质脱落、耐酸碱腐蚀、操作方便等优点。

（三）供气式呼吸器

供气式呼吸器的组成包括以下几个方面。

1.呼吸面罩 为大视野面窗，面窗镜片采用聚碳酸酯材料，透明度高、耐磨性强，具有防雾功能，网状式头罩，佩戴舒适、方便，胶体采用硅胶，无毒、无味、无刺激，气密性能好。

2.呼吸器供气阀 结构简单、功能性强、输出流量大，具有旁路输出、体积小。

3.呼吸器腰带组 卡扣锁紧、易于调节。

4.呼吸器快速接头 小巧、可单手操作、有锁紧防脱功能。

5.呼吸器减压器 体积小、流量大、输出压力稳定。

6.呼吸器瓶头阀 具有高压安全装置，开启力矩小。

7.呼吸器背托 背托设计符合人体工程学原理，由碳纤维复合材料注塑成型，具有阻燃及防静电功能，质轻、坚固，在背托内侧衬有弹性护垫，可使佩戴者舒适。

8.呼吸器肩带 由阻燃聚酯织物制成，背带采用双侧可调结构，使重量落于腰胯部位，减轻肩带对胸部的压迫，使呼吸顺畅，并在肩带上设有宽大弹性衬垫，减轻对肩的压迫。

9.呼吸器压力表 大表盘，具有夜视功能，配有橡胶保护罩。

10.呼吸器报警哨 置于胸前，报警声易于分辩，体积小、重量轻。

11.呼吸器瓶带组 瓶带卡为一快速凸轮锁紧机构，并保证瓶带始终处于一闭环状态。气瓶不会出现翻转现象。

12.呼吸器气瓶 为铝内胆碳纤维全缠绕复合气瓶，工作压力为30MPa，质量轻、强度高、安全性能好，瓶阀具有高压安全防护装置。

（四）过滤式呼吸器

过滤式呼吸器是呼吸器最为常见的一种，过滤式呼吸器主要由面罩主体和滤毒件两部分组成。面罩起到密封并隔绝外部空气和保护口鼻面部的作用。滤毒件内部填充以活性炭为主要成分，由于活性炭里有许多形状不同的和大小不一的孔隙，可以吸附粉尘，并在活性炭的孔隙表面浸渍了铜、银、铬金属氧化物等化学药剂，以达到吸附毒气后与其反应，使毒气丧失毒性的作用。新型活性炭药剂采用分子级渗涂技术，能使浸渍药品分子级厚度均匀附着到载体活性炭的有效微孔内，使浸渍到活性炭有效微孔内的防毒药剂具有最佳的质量性能比。

佩戴过滤式呼吸器时，将中、上头带调整到适当位置，并松开下头带，用两手分别抓住面罩两侧，屏住呼吸，闭上双眼，将面罩下巴部位罩住下巴，双手同时向后上方用力撑开头带，由下而上戴上面罩，并拉紧头带，使面罩与脸部确实贴合，然后深呼一口气，睁开眼睛。检查面罩佩戴气密性的方法是：用双手掌心堵住呼吸阀体进出气口，然后猛吸一口气，如果面罩紧贴面部，无漏气即可，否则应查找原因，调整佩戴位置直至气密。佩戴时应注意不要让头带和头发压在面罩密合框内，也不能让面罩的头带爪弯向面罩内。另外，使用者在佩戴面具之前应当将自己的胡须剃刮干净。

三、特定事件防护装备的选择

在不同的应急事件当中，需要选择不同的防护装备。

（一）火灾事件

消防头盔，用于保护消防人员颈部及以上部位；灭火防护服，用于保护消防人员身体、四肢等部位；消防手套，用于防护消防人员手部；消防安全带，用于承受人体重量并保护其安全，适用于应急救援人员登梯作业和逃生自救；灭火防护靴，用于保护消防人员脚部。

（二）水灾事件

救生衣，用于保证救援人员或落水者以安全姿势漂浮于水面之上；防水服，防止水分与人体长时间接触；潜水服，用于深水作业，防止深水中较大压力对救援者造成危害；抗浸服，防止人员落水后因体内热量在短时间内大量散失而致伤乃至死亡。

（三）化学事故

MF-12型过滤式防毒面罩；防护服可选用82型透气式防毒服，并与防毒手套和防毒靴等配套使用。其目的是在执行救援任务中，防止风向的突然变化或穿越污染区域时的应急自我保护。对于工程、消防和侦检等进入污染区域的救援人员应配备密闭型防毒面罩。目前，常用正压式空气呼吸器。防护服应能防酸碱。

（四）疫情事件

呼吸道防护装备，可阻隔病毒进入到人体内，包括医用外科口罩、医用防护口罩、自吸过滤式防颗粒物呼吸器、隔绝式呼吸器等；皮肤防护装备，包括护目镜、防护服、防护手套、防护靴等。

（五）地震事件

抢救救援服，用于保护救援人员身体；防寒服，用于抵抗寒冷；救援手套，用于保护救援人员双手；救援腰带，用于应急事件中救援人员的逃生；救援靴，用于保护救援人员的脚部；硬质护肘、护膝，用于保护救援人员的肘部与膝部；睡袋，用于救援人员晚间休息等。

四、常用防护装备穿脱

（一）医用防护装备的穿脱

穿着防护装备的流程为：手卫生，穿医用隔离衣；戴一次性工作帽，整理头发；戴 N95 口罩，做气密性检查（上头带在脑后，下头带在颈后耳下，双手指尖向内塑鼻型，双手捂住口鼻快速呼吸）；戴防护眼罩；戴内层一次性乳胶手套，使用前做气密性检查；穿防护服（防护服袖口覆盖内层手套袖口）；穿靴套/胶靴；戴外层手套（覆盖防护服袖口）。

脱除防护装备的流程为：消毒手套；脱鞋套/胶鞋；消毒手套，脱外层手套（一手捏住另一只腕部外面，翻转脱下；再以脱下手套的手插入另一手套内，将其翻转脱下）；脱防护服（拉链拉到底，由内向外翻卷，注意手不要碰到防护服外表面）；消毒双手；摘防护眼镜（单手捏住头后系带摘掉防护眼镜）；消毒双手；摘 N95 防护口罩（单手先摘下面的系带，后摘上面的系带）；消毒双手；摘一次性工作帽（将手指反掏进帽子，将帽子轻轻摘下，将里面朝外）；脱内层一次性乳胶手套；消毒双手。

（二）消防装备的穿脱

穿着消防装备的流程为：用流水及肥皂冲洗手，戴口罩，一只手托着口罩，扣于面部适当的部位，另一只手将口罩带戴在合适的部位（必要时在鼻翼两侧塞上棉球），压紧鼻夹，紧贴于鼻梁处。在此过程中，双手不接触面部任何部位；戴帽子时，注意双手不接触面部；穿防护服；

戴上防护眼镜，注意双手不接触面部；套上鞋套；用流水及肥皂冲洗手，戴上乳胶手套，将手套套在防护服袖口外面。

脱除消防装备的流程为：摘下防护镜；脱掉防护服，将里面朝外，放入黄色塑料袋中；摘掉手套，将里面朝外，放入黄色塑料袋中；将手指反掏进帽子，将帽子轻轻摘下，将里面朝外，放入黄色塑料袋中；脱下鞋套，将里面朝外，放入黄色塑料袋中；摘掉口罩，一手按住口罩，另一只手将口罩带摘下，注意双手不接触面部；用碘伏擦拭双手（有条件用消毒巾擦拭面部），用流水及肥皂冲洗手。

第六节　应急救援替代医院选择

一、野外医院选择

（一）帐篷式医院

它属于传统模式的现场救助场所，是把卫生帐篷的内部按手术室要求进行布置，并配备手术必备用物供手术使用。帐篷展开后面积约30m²，可安放2~3张手术床，因条件有限一般只开展中、小手术。展开帐篷前，应先清理出搭建场地周围的石块、树枝、草根等杂物，避免扎坏帐篷的地胶垫；救治战争伤病员时，手术帐篷周围要有能遮挡的物体做依托，防止外界干扰、影响手术。帐篷展开后，可用双层清洁大单将手术帐篷分成三个区域使用。

（二）医疗车

医疗车是由汽车车厢和辅助帐篷两部分组成，车厢作为限制区实施手术，辅助帐篷作为半限制区提供洗手和更衣。车厢展开后，辅助帐篷依托车厢后方固定并与之相通，两者之间落差约100cm，用活动挂梯上下（出入）。医疗车固定前，应选择能长时间停放的平整地带，辅助帐篷展开场地的要求同帐篷式手术室。

（三）列车医院

列车医院是把货运列车的车厢，按照手术室的要求进行改装，手术床的数量依据救治任务的需求量配置，列车可在运行或静止中开展手术。手术对象适用于后送转运中的危重伤病员。

（四）方舱

手术方舱属于野战方舱医院的一个手术系统。方舱医院一般编配两个手术方舱，每个方舱可同时展开两张手术床，方舱能双面扩展，4人可在30分钟内迅速完成安装，收拢后外形尺寸与固定方舱相同，舱内面积约19m^2，配有全套先进的手术设备，可以开展各类手术。手术方舱展收灵活，有较好的遂行机动性，是目前野战条件下比较理想的手术室。

（五）医院船

医院船是为海上进行外科手术救治而建造的外科手术中心，手术设施配置比较先进，有多个手术间，可同时展开大批量的救治手术。医院船手术室是流动在大海上的野战手术室，具有良好的遂行机动性，但由于船在大海上行驶，故稳定性较差，对手术可产生一定的影响。

二、室内替代医院选择

在应急事件中，应根据具体情况选择最佳的室内医院。对于地质灾害、交通事故、水灾等一般灾害，以就近原则为主，缩短受灾人员的转运时间，尽早对受灾人员进行专业的医疗救护，以保证受灾人员的生命安全；对于疫情灾害来说，受灾人员应由专业的医院接收，如新冠疫情属于呼吸系统传染病，因而在疫情发病早期，主要由呼吸传染病医院接收；当疫情规模扩大后，可根据具体情况，在做好防护措施的情况下，将患者转运至其他专科综合性医院。必要情况下，可建立医用方舱，专门收治受灾人员。2020年新冠疫情期间，我国武汉地区在短短3个星期的时间内建立了16所方舱医院。方舱医院主要依托各种功能方舱，配上病房帐篷完成整个机动医院的伤员紧急救治。方舱医院的功能分为以下两个方面。

1.**医用功能方舱** 在医用功能方舱内配上所需的医疗仪器、设备，通常利用2台急救方舱、2台手术方舱、1台术前准备方舱、1台X线方舱、1台检验方舱、1台药械方舱、1台灭菌方舱、1台指挥方舱，共计10台功能方舱通过与6台通道方舱连接，再利用5台技术保障方舱来完善功能方舱各种功能。10台医用功能方舱能够展开4张急救床、4张手术台、1张手术预备台，对伤员进行紧急救治、急诊手术、X线透视或X线片检查、三大常规、全套生化、电解质、血气、血交叉、储血、供血、调配处方、发药、消毒灭菌物品供应及组织指挥、协调、远程会诊等。

2.**病房单元** 按照每个帐篷放置8~10张病床的标准，依托病房帐篷根据需要展开50张、100张或150张床位，配合医疗、护理单元及床单位，完成伤员的留置治疗。

第五章　应急事件救护技能

在事故现场事发初期，医疗救援能力往往有限，必须最大限度地应用有限的医疗资源，现场伤情判断对指导和制定有效的救治十分重要。进行现场评估及环境评估，判断伤情的轻重程度，判断损伤的部位、种类，判断救治能力及伤员的生存机会，是实施有效救治措施的前提。

第一节　现场伤情判断

一、伤情分类

（一）部位分类

1.头部损伤　头部损伤又称颅脑损伤，多数是因暴力作用于头部引起颅脑组织的损伤，常见于交通事故、自然灾害、爆炸、跌倒、锐器伤等，可以分为直接暴力和间接暴力两种。常见的损伤有头皮损伤、颅骨骨折、脑损伤。

（1）头皮损伤　头皮血肿，多因钝器伤所致；头皮裂伤，多因锐器或钝器伤所致；头皮撕脱伤，多因机械力牵扯致使头皮甚至肌肉等撕脱。

（2）颅骨骨折　颅盖骨折、颅底骨折。颅底骨折根据部位分为颅前窝骨折、颅中窝骨折和颅后窝骨折。

（3）脑损伤　是指脑膜、脑组织、脑血管及脑神经的损伤，有脑震荡、脑挫裂伤、颅内血肿。

2.颈部损伤　颈部有很多重要的器官，包括咽喉、颈段气管、食管、颈动静脉等大血管、甲状腺和胸导管等。颈部损伤后易引起出血、呼吸道梗阻，常危及生命。

（1）颈部血管损伤　颈动脉损伤以颈总动脉伤常见，出血迅猛，危及生命，如果伤口小、出血少则易形成血肿，压迫气管引起呼吸道梗阻。颈静脉损伤时，静脉不易塌陷呈张口状，当空气进入时发生空气栓塞，危及生命，应立即压迫伤口。

（2）咽喉和颈段气管、食管损伤 咽喉和颈段气管损伤可产生呼吸困难、窒息，危及生命，伴有大血管、神经损伤时就更加危险。咽喉和颈段食管损伤主要出现疼痛、吞咽困难等症状。

（3）颈部神经损伤 出现运动、感觉障碍，争取尽早处理。

（4）胸导管损伤 从伤口内不断溢出乳白色液体，造成体液、电解质失衡。

3.胸部损伤 胸部损伤在灾害损伤中非常常见，根据损伤是否累及胸膜在内的全层胸壁并导致胸膜与外界相通，可分为闭合性损伤和开放性损伤。闭合性损伤受伤程度取决于受伤组织或脏器的严重程度，可造成胸壁损伤、肋骨骨折、血气胸、气管和支气管损伤、肺和心脏创伤、血管损伤等，严重时可危及生命。开放性损伤大多伤情严重，可造成开放性气胸和血胸，影响呼吸和循环功能，抢救不及时可在短时间内死亡。

（1）胸壁损伤 一般是指胸壁软组织损伤，表浅的软组织损伤如擦伤、挫伤等，在临床上无重要性；如发生广泛挫裂伤或穿透伤，可产生严重的影响。

（2）肋骨骨折 常见，占胸部损伤的50%~80%，有单根单处肋骨骨折和多根多处肋骨骨折，可出现局部疼痛，局部胸壁明显压痛。多根多处肋骨骨折及连枷胸可出现反常呼吸、呼吸困难和循环障碍。

（3）胸骨骨折 少见，常为横断骨折，常见于交通事故中撞击方向盘所致的损伤。

（4）气胸 胸部外伤后气体进入胸膜腔，导致腔内积气，肺部分或完全塌陷，分为闭合性气胸、开放性气胸、张力性气胸。其中闭合性气胸最常见，是气体进入胸膜腔后伤口自行封闭，气体不能再进出胸腔，胸腔负压消失，肺部分萎陷；开放性气胸是胸壁伤口裂开导致进入胸膜腔的气体自由进出，能迅速引起肺萎陷、纵隔扑动等呼吸紊乱和循环功能紊乱；张力性气胸是伤口与胸膜腔相通后形成单向活瓣，导致胸膜腔积气压力高于大气压，压迫肺和纵隔，呼吸极度困难，应紧急排气减压。

（5）血胸　胸部创伤后肺组织、肋间或胸廓内血管破裂、心脏或大血管出血可引起胸腔内积血，形成血胸，易导致失血性休克，可与气胸同时存在。

（6）气管、支气管损伤　多因强烈的胸部挤压或者穿透伤所致，危及生命。

（7）肺损伤　常见肺挫伤、肺裂伤、肺内血肿。

（8）心脏损伤　分为穿透性心脏损伤、非穿透性心脏损伤。非穿透性心脏损伤主要有心肌挫伤、心脏破裂、心脏瓣膜损伤、冠状动脉损伤等。病情多危重且发展迅速。

（9）胸内大血管损伤　常有主动脉破裂，上、下腔静脉创伤，肺动、静脉创伤。病情危重，死亡率高，需及时救治。

4.腹部损伤　腹部损伤很常见，是各种致伤因素导致的腹壁和腹内脏器的损伤，如腹壁损伤、腹腔内空腔脏器损伤和肝、脾等实质性脏器损伤，当有脏器损伤时伤情较为严重，一般可分为开放性损伤和闭合性损伤两大类，救治重点是控制内脏出血及腹膜炎。

（1）腹壁损伤　开放性损伤常有内脏脱出，闭合性损伤局部有压痛、血肿等。

（2）实质性脏器损伤

①肝脏、脾破裂：肝脏是人体最大的实质性器官，血液循环丰富；脾脏同样血运丰富，当发生创伤破裂时可发生危及生命的大出血、休克，伤情严重。

②胰腺损伤：胰腺位置较深，发生损伤时常伴有其他脏器及血管损伤，不易处理，损伤后胰液外溢，胰酶激活，引起腹膜炎、血管破裂出血等并发症。

③肾损伤：可出现休克、血尿、疼痛、腰腹部肿块等症状。

（3）空腔脏器损伤　胃、肠道、胆囊破裂等，常出现剧烈疼痛、出血性休克、腹膜炎等症状，也可出现消化道症状及腹肌紧张等症状。

（4）腹部血管损伤　一旦发生则伤势严重，短期内可出现失血性休克。

5. 脊柱脊髓损伤

（1）脊柱骨折　由外力作用损伤，多数因暴力作用引起，表现为局部剧烈疼痛，按骨折的稳定性可分为稳定性和不稳定性骨折，按部位分为腰椎骨折、颈椎骨折、附件骨折。

（2）脊髓损伤　一般可分为胸部以上的高位脊髓损伤和胸腰段的低位脊髓损伤，按损伤程度可分为脊髓震荡、脊髓受压、不完全性脊髓损伤、完全性脊髓损伤、马尾神经损伤。主要表现为损伤平面以下的感觉运动功能障碍、括约肌和神经功能障碍等。

6. 骨盆损伤　一般由强烈的外力或挤压所致，多发生骨盆骨折，直肠、膀胱、尿道损伤，可伴有剧痛、出血等。

（1）骨盆骨折　包含骨盆环骨折、骶尾骨骨折、撕脱骨折等。

（2）合并神经系统损伤　盆腔内有大量神经穿过，包括坐骨神经、闭孔神经、臀上神经、股神经等，损伤神经会导致其相应支配的区域感觉、运动障碍。

（3）膀胱、尿道损伤　骨盆骨折合并膀胱、尿道损伤非常常见。尿道损伤多见于男性，其中尿道球部和膜部的损伤多见。常见血尿和排尿困难症状。

（4）直肠、肛管及阴道损伤　直肠破裂可导致腹膜炎、直肠周围感染等，肛管损伤可见肛门流血。

7. 肢体损伤　肢体损伤为发生在四肢部位的损伤，如各型骨折和关节脱位、扭伤等。

（1）四肢骨折　肱骨干骨折，肱骨髁上骨折，尺、桡骨干骨折，股骨颈骨折，股骨干骨折，胫腓骨骨折，膝关节周围骨折。

（2）关节脱位　肩关节脱位，肘关节脱位，髋关节脱位，膝关节脱位。

（3）肢、指（趾）离断伤　分为完全离断和不完全离断。不完全离断指断指（趾）间虽有组织相连，供应远端指（趾）的血管已经断裂，通过手术吻合血管才能使断指（趾）存活。

8.口腔颌面部损伤　在灾害中口腔颌面部损伤以软组织外伤和颌面部骨折较多见。口腔颌面部损伤对外形和进食、语言、吞咽功能的影响较大。

（1）软组织损伤　面部血运丰富、出血多，易形成血肿；颌面部窦腔多，易引起伤口感染和污染。

（2）牙损伤　牙挫伤、牙脱位、牙折。

（3）颌面部骨折　上、下颌骨骨折，颧骨及颧弓骨折，鼻眶筛骨折，眼眶骨折。颌面部骨折后易出现咬合关系紊乱，严重影响咀嚼功能。

（4）舌、涎腺、面神经损伤　若损伤面神经会引起相应区域面神经瘫痪的症状。

9.眼损伤　外伤可致眼内容物破裂出血、眼球破裂、眼眶周围骨折等，热灼伤可致眼眶周围组织灼伤，化学、生物、激光等伤害可致眼角膜、视网膜等损伤，导致眼部疼痛、视力改变等。

10.体表皮肤损伤　其中头、颈、胸、腹部和脊柱这五个部位最为重要，如果是这五个部位任何一处开放伤，其伤势至少属于中度以上。

（二）致伤因素分类

1.机械因素　由机械因素引起的损伤，如擦伤、挫伤、切割伤、钝器打击伤、锐器伤、刺伤、撕裂伤、扭伤、挤压伤、坠落伤、撞击伤、火器伤等。

2.物理因素　由物理因素引起的损伤，如电流、冷冻、高温和放射线辐射等。

（1）电击伤。

（2）电磁辐射损伤　电离辐射，紫外线、激光、射频辐射，超高压电场。

（3）粉尘与气溶胶损伤（不包括爆炸性、有毒性粉尘与气溶胶）。

（4）热力烧伤　火焰烧伤，热液、蒸汽烫伤，高温物质烫伤。

（5）噪声损伤。

（6）冻伤。

3.化学因素　由化学因素引起的损伤，如强酸、强碱和毒气等。

（1）强酸、强碱烧伤。

（2）磷烧伤。

（3）毒剂伤　毒气（爆炸性、有毒性粉尘与气溶胶）吸入、化学性食物中毒、药物中毒。

4.生物因素　由生物因素引起的损伤，如细菌、病毒、真菌、寄生虫、蛇咬伤、蜂蜇伤和虫叮咬等。

（1）致病微生物　细菌、病毒、其他致病微生物。

（2）传染病媒介物　寄生虫、蜂蜇伤和蚊虫叮咬等。

（3）致害动物　蛇咬伤。

（4）致害植物。

5.生理、心理性因素

（1）负荷超限　猝死。

（2）心理异常　应激障碍、精神障碍性疾病。

（3）健康状况异常　如体位性低血压导致跌倒摔伤。

（4）其他生理、心理性因素　除按致伤部位、致伤因素分类，还可以按伤口情况分为闭合伤、开放伤，伤员救治中的创伤常按创伤的轻重分为轻、中、重度损伤三级，重度损伤包括多发伤、多处伤和复合伤，常合并休克，病情危重。

二、现场评估

（一）现场评估原则

1.专人负责，统一指挥，合理分工　事件现场往往比较混乱，要保证急救工作准确、迅速、有效开展，救援现场的指挥和调度至关重要，各类救援人员统一指挥，明确各自职责，互相协助，保证救援高效率。遇危险时听从指令及时撤退，不能为救伤员不顾自身安全。

指挥组对现场伤亡情况和事态发展做出快速、准确的评估，向上级报告相关情况，指挥、协调现场各种救援力量，根据伤亡情况立即开展伤病员分检救护工作。

2.现场封控，保证安全，迅速脱离险境 事件现场封锁，进行安全警戒，避免出现暴发性疫情及大量人员伤亡，确保双安全，即救援人员和幸存者的安全。

救援人员在展开现场救护工作之前，应在其他救援专业人员做好救援现场安全评估，排除现场险情后，做好必要的职业防护，确保救援队伍自身安全，才能更快速、有效地展开救援，抢救伤员，疏散和转移未受伤群众，保持救援通道通畅。如在中毒及火灾现场，注意佩戴防毒及防火器具；坍塌现场，注意排除危险因素再施救。

迅速脱离灾害险境，将救出的伤员迅速转移至安全地带，做好转运准备。

3.现场检伤，高效快速，最大效益救护 评估伤员和医疗资源、救治能力的情况，把握分类原则和救治重点。高效、快速是重点。

快速判断伤情，根据伤情进行评估和分类，以确定医疗处置先后顺序，当医疗资源充足时，尽最大努力全面救治伤员；当出现批量伤员，救援的人力、物力不足时，为了最大限度地救治更多的伤员，救援人员应快速明确伤员救治的先后顺序，进行有区别地救治和处置。现场检伤重点检查伤员的气道、呼吸、循环和意识的情况，检出迅速抢救有望挽救生命的伤员。

4.前接与后送、救护与转运并重 先检伤分类再后送，一定要现场检伤，判断有无呼吸道梗阻、大出血等危及生命的情况，如果没有及时处理，在转运的途中可能就会死亡，对于脊柱伤、内脏损伤、颅脑重伤等患者，未经检伤急救就直接转运后送，也会造成严重的后果。

灾害现场救援资源有限，现场救治必须与伤员分流和转运同步进行，加快伤员转送，遵循分级救治原则，有序地将伤员分流转运。

5.选择合适的救护场地 评估现场及周围环境，选择便于施救和转运的场地，一般具有安全、便于展开现场检伤与救治工作、便于伤员转运、救援通道通畅等条件。

（二）现场检伤

现场检伤的目的是初步查明负伤情况，区分伤情的轻重缓急，严重创伤伤员往往存在隐匿伤，伤情复杂，应重点判断负伤人员是否存活，有无大出血和呼吸困难等危及生命的情况。不仅要快速检查伤情，还要注意伤员的紧急治疗需要。大批量伤员时，应首先对所有伤员的病情迅速进行评估，尽快了解整体情况，掌握救治重点，现场急救应遵循迅速准确、先救命后治伤、先重伤后轻伤的原则，最大效益地快速有序地检查伤员。

1.评估伤情，迅速对伤情做出正确判断　快速评估造成伤害及发病的原因，是否存在造成伤害的危险环境，快速评估病情，主要包括对意识、气道、呼吸、循环等几方面的评估。现场判断伤情，可以通过"问、看、摸"相结合的方式同步进行："问"负伤人员负伤部位，并根据回应判断负伤人员意识；"看"负伤人员肢体有无明显缺损、有无大出血、有无呼吸困难；"摸"有无颈动脉搏动，夜间可通过触摸判明负伤部位和是否有大量出血。目前适用于现场检伤的方法主要有START 检伤分类法、ABCDEF伤情评估、院前模糊定性检伤分类法（ABCD法）等。

（1）START检伤分类法　即简明检伤分类和快速急救系统，主要通过评估患者的行动能力、呼吸、循环和意识四个方面进行分拣，适用于灾难现场短时间内大批伤员的初步检伤，对每位伤员的分拣时间不超过1分钟。该方法将伤员分为四类，分别以红色、黄色、绿色和黑色标识，分别代表第一优先、第二优先、第三优先和第四优先，分为以下四步。

①第一步检查行动能力：能自行移动，贴绿色标识，第三优先。

②第二步检查呼吸：无呼吸者认定为死亡，贴黑色标识。呼吸频率＞30次/分或＜6次/分，是危重患者，贴红色标识，第一优先。呼吸频率为6~30次/分者，进入第三步。

③第三步检查循环：桡动脉搏动不能触及，或甲床毛细血管充盈时间＞2秒，或脉搏数＞120次/分者，为危重患者，贴红色标识，第一优先。甲床毛细血管充盈时间＜2秒，或脉搏数＜120次/分者，进入第四步。

④第四步检查意识：不能完成指令性动作者贴红色标识，第一优先。能听从简单指令性动作者贴黄色标识，第二优先。

（2）ABCDEF伤情评估法

①A（Airway）气道：判断气道是否通畅，查明呼吸道有无梗阻。

②B（Breathing）呼吸：看胸部起伏、听口鼻呼吸声、感受呼吸气流同步实施，判断负伤人员呼吸状况。判断呼吸是否正常，有无气胸。

③C（Circulation）循环：首先检查有无体表或肢体的活动性大出血，如有则立即处理；时间允许的情况下测量血压。

④D（Disability）神经系统障碍：观察意识、瞳孔，观察有无脊髓损伤，肢体有无瘫痪，尤其注意高位截瘫。若负伤人员无意识，须进一步检查负伤人员是否出现呼吸、心搏停止。

⑤E（Exposure）暴露：充分暴露伤员全身，以免遗漏危及生命的重要损伤。

⑥F（Fracture）骨折：全身各部位骨折判断。

（3）院前模糊定性检伤分类法（ABCD法） ABCD法是通过观察呼吸、失血、意识等重要指标对伤情进行判断，主要包括：A（asphyxia）——窒息与呼吸困难；B（bleeding）——出血与失血性休克；C（coma）——昏迷与颅脑外伤；D（dying）——正在发生的突然死亡。只要其中一项出现明显异常，即可快速分类为重伤；相反，如果四项全部保持正常，则可分类为轻伤；介于两者之间，即ABC三项中只有一项异常但不明显者，分类为重伤。

2.检伤后对伤员分类、标记颜色等级 根据现场医疗条件和幸存者的伤情，按轻重缓急处理，即按伤情和优先救治顺序，用醒目标示的危重级别将伤员分类标记，分为红、黄、绿、黑四种颜色，使每一个救援医护人员能直观、清楚地识别伤病员的危重级别。目前，此种标示方法已得到国际认可并通用。颜色标示通常是卡片式，也可以是其他形式，悬挂或粘贴于伤员的左胸或左上臂。

（1）红色 第一优先，危重伤员。非常紧急，伤情危及生命，通过紧急处理后有救治希望的伤员，如大出血给予简单的止血技术，需给予基本生命支持等，应优先处置并转运，最好1小时内得到有效治疗。

（2）黄色　第二优先，中度伤伤员。紧急，伤情较重，但是生命体征稳定，有潜在生命危险，治疗处理可延迟，次优先处置并转运。

（3）绿色　第三优先，轻症伤员。仅需要简单处理的轻伤员，可延期处置后转运。

（4）黑色　第四优先，濒死（伤情过于危重，即使给予积极抢救，也没有存活希望）或死亡者。可暂不做处置。

3.现场救治　现场救治的首要任务是抢救伤病员的生命，在经过判断发现危重伤员后，要立即在现场采取紧急的救治措施，实施有效的心肺复苏和基础生命支持，同时针对不同的伤情采取正确的止血、包扎、固定等措施。

现场救治的主要内容：维持伤员呼吸道通畅，及时清除异物，解除呼吸道梗阻；对呼吸障碍或呼吸停止者进行人工呼吸、气管插管；对发生心脏骤停者实施心肺复苏；迅速止血；固定骨折肢体。

（1）通气　对呼吸停止或呼吸异常的伤员，迅速使伤员头部极度后仰，将下颌向上抬起，立即清除上呼吸道分泌物或异物，保持呼吸道通畅。紧急时，先使用粗针头进行环甲膜穿刺或实施环甲膜切开术打通气道。有条件时，放置口咽通气管。

（2）止血　采用指压止血法对动脉或较大静脉出血进行临时止血，并立即对出血部位进行加压包扎止血；肢体出血加压包扎无效时，可用止血带止血，注明上止血带时间，并加标记。采用止血带止血不应超过6小时，期间也不应随意松解止血带，严防因止血带使用不当造成损伤。有条件时，可进行周围血管结扎止血。

（3）包扎　尽快使用三角巾急救包或炸伤急救包包扎伤口。有条件时，应用止血敷料进行包扎。对脑膨出、肠脱出、眼球脱出伤员进行局部保护性包扎，对开放性气胸进行封闭包扎。

（4）固定　对长骨、大关节伤、肢体挤压伤和大块软组织伤，用夹板固定，也可因地制宜，就地取材，做临时性固定，或借助躯干、健肢固定。

（5）搬运　采取正确的战（现）场搬运方法，有秩序地搬运伤员，使伤员迅速、安全地脱离战（现）场。

（6）基础生命支持　对呼吸、心搏骤停的伤员，立即实施心肺复苏，采用通气技术使气道通畅，进行口对口（鼻）人工呼吸与胸外心脏按压，并判断复苏效果。

4.及时转运　经现场救治处置后，如病情允许，依据转运优先次序及交通工具，将伤员安全运送到就近医院或专科医院接受后续治疗。

三、环境评估

进行现场救援时，环境或造成意外的原因可能会对救援人员产生危险，例如地震、火灾、辐射污染、战时、恐怖分子袭击等具有危险性的状况，应首先做好救援现场的环境安全评估、人员健康评估，需要判断暴露的化学性、生物性、放射性、核爆炸性物质，以及是否有重要传染病，确保救援人员及幸存者的安全，确保救援行动安全。

（一）安全评估

救援行动中的安全涉及方方面面，有自然环境因素、建筑结构因素、人员心理因素、干扰因素等等。救援队伍应迅速、正确地进行安全评估，并针对特定情况制定安全策略和行动准则。

1.现场自然环境安全评估　每一种事件现场都有其特点，根据灾害类型、现场自然环境评估，做好预防及应对措施。不同的灾害造成的环境破坏不同，地震过后是一片废墟，余震不断，会造成地面及建筑物的破坏、山体等自然物的破坏，沿海地区还可能引起海啸，还会间接造成火灾、水灾、瘟疫等；火灾烟气蔓延迅速，烟雾中存在不同有毒气体，会使环境、空气、水源受到严重污染；水灾直接对人的伤害主要是淹溺、浸泡等，洪水一般伴有暴雨，房屋被冲毁，道路中断；爆炸会产生高温、高压、有毒气体、放射线等，预防再次爆炸造成的危害；核事故能释放出大量的放射性核素，作用于人体，核爆炸能引起爆炸性损伤、核热灼伤、核辐射伤，救援人员必须做好个人防护，注意放射性污染的处理；

化学中毒事件也会污染空气、水等；雪灾时天气寒冷易冻伤。此外，还应做好特殊环境下的评估，如高原、沙漠地区环境的评估。救援工作是在灾害发生后的现场开始并持续进行，存在很大的危险性，而且通常公共设施无法运行，缺电、少水，食品不足，生活、工作条件十分艰苦。救援队伍应做好防疫洗消，检验水质、选择饮用水源并保护，保证饮食卫生，职业安全防护等工作。

2.现场建筑安全评估 评估灾区地形、建筑物分布，很多自然灾害现场，如地震、火灾等，都可能造成建筑物的坍塌，救援队伍抵达现场，对区域进行快速调查和评估，调查、评估倒塌建筑废墟结构稳定性，部分结构构件或填充物坠落的可能，选取有效支撑技术设法保证安全，对倒塌建筑中可能存在的危险物质进行检测和评估，创建安全通道。

3.现场危险物质评估 向紧急事务管理机构调查是否有核能、放射性、特殊军事设施、化学工厂等危险源。评估有无爆炸及燃烧的危险、毒物种类及大致浓度。通过地图及其他资料分析，并向当地区域管理部门及群众了解，现场侦查，判断有无漏电、漏水、燃料、有毒气体、危险材料等有毒有害物质导致的危险。如果存在危险情况，应采取适当的防护措施。在有防护的前提下对危险物质进行移除，对于不能移出场区的危险品，应首先考虑其危险性是否可控制在一定范围内，救援队是否配备了足够的处置设备以及个人防护设备，否则应做出警戒标记禁止进入危险区。对于可控制的危险源，应洗消降低危险性，再进行隔离，避免救援队员接触到危险品。在污染区工作的救援队员应注意自身防护水平，如佩戴护目镜、防渗手套、防毒面具等，防止皮肤与危险品接触，或吸入超过安全范围的有毒气体。对在救援过程中可能沾染了危险品的救援工具及个人防护装备应及时洗消。

4.公共卫生安全评估 评估现场有无传染病疫情，采取卫生防护措施，防止交叉感染和污染；评估有无食物、水源卫生问题，重视食品卫生管理，保证饮用水安全，加强饮用水源头控制；评估灾害地区、季节传染病流行信息，加强环境卫生综合治理，防止虫媒疾病流行，做好尸体处理。

5.避难疏散场所安全 "安全第一"是规划建设救治、避难疏散场所最重要的基本原则,对重要的避难疏散场所进行地质环境、自然环境和人工环境安全评价,选择便于施救和转运的场地,一般应具有安全、便于展开预检分诊和救治工作、保证水电供应、靠近公路便于伤员转送等条件。在规划避难疏散场所规模和内部结构时,必须采取有效措施,提升避难所和避难疏散道路的安全性,赋予较高的防灾减灾功能。避难所内部应有消防通道、防火设施和防火器材。避难场所应远离高大建筑物、易燃易爆化学物品、核放射物,以及活动断层、地势低洼、易发生洪水和塌方的地方,优先选择平坦、空旷、交通环境好的安全地域,易于搭建临时建筑或帐篷、易于进行救灾活动,接近水源,取电方便,并且为避难疏散场所创造必要的治安、卫生和防疫条件。火灾要离开易燃易爆物品,在上风空旷地避难;有爆炸危险时,避免在陡坡、堤岸、高层建筑下停留;对化学毒气等的泄漏,要根据风向,向上风或侧上风方向转移。

(二)人员评估

1.救援人员评估

(1)救援人员工作能力评估 按照医疗救援队伍的组成结构,合理进行分工,安排救援工作,指挥者应全面了解每个救援队员的个人情况、专业技能及素质,以及对突发状况的应对能力,医护人员专科背景,管理背景,有无特殊专科技能,有无外语特长及计算机应用技术。根据灾害现场实际需要及时提供和调整合适的救护人员,保证现场救护的顺利进行。

(2)救援人员心理评估 事件现场对救援人员的心理素质要求严格,凶险的现场,伤员的痛苦,幸存者的脆弱,很多负性刺激都会对救援人员的心理带来不同程度的冲击,只有保持稳定的情绪、良好的心理素质,才能忠于职守,克服困难,完成救援任务。从事紧急救护不仅会遇到各种艰难险阻,而且随时面临自身生死伤病的考验,这就要求医护人员必须具有顽强的斗志,良好的应变能力和适应能力,在各种应急事件和紧急情况之下，沉着冷静、及时果断地制定应急对策，特别是面对需要做出紧急处理的危重伤员。要对救援工作合理安排，轮换休息，时刻关注思想、心理状态。

（3）救援人员身体评估　良好的身体素质是对救援人员最基本的要求。灾害现场环境恶劣、工作强度大，救援人员要争分夺秒地救治伤病员，有的甚至每天处理大量的伤病员，不能按时休息，且生活条件差，容易生病。救援前要做好救援人员的身体评估、体能测试，只有强健的体魄才能胜任灾害救援工作。在救援现场和救援后期也要关注救援人员的身体状况，及早发现潜在风险。

2.伤病员评估　评估现场环境安全后，首先快速对伤病员进行伤情评估分类，对危重伤员采取急救措施，及时疏散大量伤病员，全面了解现场伤员数量，伤情伤类情况。评估死亡人数及失踪人数。有些伤病员会有应激障碍，出现恐惧、惊恐、幻觉、妄想等精神障碍，出现自杀与自伤行为，出现冲动行为，对他人做出暴力行为等，应采取必要的措施及时制止伤病员，并保证其自身安全，若是战时，到达救援现场后先警戒，立即对负伤人员解除作战工具。

3.未受伤人员评估　评估现场未受伤人员数量，有无应激障碍，其中成人人数，看是否能调动其力量协助救援。评估无家可归的未受伤人员数量。及时上报，尽快转运。

第二节　伤病员检伤分类

一、分类的目的和意义

（一）检伤分类的目的

1.解决不同伤员之间的救治矛盾　检伤分类是根据伤病员伤情的轻重缓急及需要得到医疗救援的紧迫性和救治的可能性进行快速分类的过程。伤员检伤分类是一个动态过程，根据伤情的变化和救援力量的变化，确定伤情等级，调整救援力量，区分轻重缓急，区分普通伤员及传染、染毒等伤员，分类救治。

2.**最大化利用医疗资源**　在灾害事故现场，有限的医疗救援资源往往不能满足于伤病员对医疗的需求，首要救援措施即快速检伤分类，尽快检出危重患者，通过一定的方法对伤病员进行分类，确定其伤情等级，再依先后顺序给予紧急救护和转运，利用有限的资源争取在短时间内最大限度地救治更多的伤员。

3.**对批量伤员进行科学有效的救治与转送**　现场多数急救原则是救命、稳定病情及迅速转运，检伤分类是大批量伤员救治的重要程序。

4.**保证救援工作快速、有序进行**　救援人员应保持情绪稳定，在施救现场保证自己可以快速、有序地将救援工作展开，抢救更多的伤病员。

（二）检伤分类的意义

（1）检伤分类的意义是将众多的伤员分成不同的等级，依据伤情的轻重缓急有序地展开现场医疗急救和梯队顺序转运后送，从而提高灾害救援率，合理救治伤员，积极改善预后。

（2）检伤分类可以把重伤员尽快筛查出来，采取必要的急救措施，降低伤残率、死亡率。然后把伤员、病员、传染性伤病员、受染并需洗消的伤员分出来，有利于整体提高伤病员的成活率，使利益最大化。

（3）通过检伤分类可以宏观上全面评估伤亡人数、伤情轻重和发展趋势等情况，及时上报，指导灾害救援工作。

（4）从某种意义上讲，分类工作质量和效率将直接影响救治工作全局，特别是在大批量伤员时，整个救治工作能否忙而不乱、秩序井然，关键在于分类工作。

二、分类的基本形式和步骤

（一）分类的基本形式

1.**伤员收容分类**　为确定伤员去向、收容与处置的先后顺序，快速识别危急伤员，并帮助其迅速脱离危险环境，到相应区域接受进一步救治，然后把传染性伤病员、受染需洗消的伤员分出来，送往不同的区域进行救治，区分需要收容救治和简单处理即可后送的伤员。

2.伤员救治分类 是决定救治实施措施及顺序的分类。首先判定伤员的伤势严重程度，而后确定救治措施及顺序。依据伤员的数量和现场可利用的救护资源，将轻、中、重度伤病员分开，以便确定救治优先权。

3.伤员后送分类 是根据伤员伤情的紧迫性和耐受性、需采取的救治措施和后送工具及护送环境的特点，以确定伤病员尽快后送顺序的分类。目的是使伤员尽快地安全到达治疗机构。

（二）分类的基本步骤

救援队伍的分类后送组由医生、护士、担架员组成，通常编有分类调整哨、分类组、后送组、担架队。合理地编配人员，明确各自职责，有利于高效地开展工作。分类工作主要包括伤病员信息采集、紧急医疗处置、确定分类结果、登记统计和佩挂分类标志等工作。

1.伤员到达，指挥伤员流向 分类调整哨负责调整指挥来往车辆进入，通过查看伤标，对到来的伤病员进行简单分类，将常规伤员分配至分类场，遇有传染病或疑似传染病员时，由分类哨指挥直接将伤病员送隔离室收容治疗，核化伤员必须先送至防疫洗消组进行洗消除毒处理。负责对空观察、警戒等工作。分类医护人员及担架员就位，做好交接，将担架伤员和行走伤员分区送往分类场进行检伤分类工作。

2.分类医护人员对伤员实施检伤分类

（1）收集伤员的基本信息，记录，分类医生对到达的伤病员在不打开绷带情况下进行检伤分类，对生命危急的伤病员进行紧急处理。分类护士协助医生进行检伤分类；做好伤病员的登记工作；负责物资器材的保管、发放。

（2）对伤病员实施检伤分类，工作项目包括测量呼吸与心跳等指征，必要时急救处置；查看伤员伤标和伤票及伤部情况，了解病情及救治情况，综合判断伤情，可通过问、看、摸、查等基本方法对伤病员进行分类，看伤病员表情、伤票、伤标，问受伤地点、时间及救治情况，摸受伤部位、脉搏等，查有无沾染和染毒等。①首先应查看伤标，对挂红色伤标者尤应重视，一般情况此类伤员应优先分类。②查看伤票，了解伤员的伤情及伤员的全面情况，如伤势、伤部、伤型、伤类以及接受的治疗及处置。③询问伤员受伤情况，便于快速地判断。④查看伤员的受伤部位，看伤员的面部表情，是否昏迷，看面色是否苍白，口唇是苍白还是发绀，有助于判定休克程度；中毒伤员的面色有特殊表现。触摸伤员的皮肤，摸伤员的脉搏情况，简单检查伤员的呼吸频率，颅脑损伤的伤员检查瞳孔的情况，需要时可做简单的听诊，对可能休克的伤员测血压。伤员伤势严重程度的判定，应当在把握伤员损伤程度、损伤范围、活动能力等整体状况基础上，采用评分方法综合判定。分类采用的检诊手段应简单、省时，有利于做出快速判定。⑤当发现伤病员中有呼吸心搏骤停者，应迅速对其进行紧急处置，实施必要的心肺复苏，然后再按一般分类流程进行分类。生命危急的伤病员必要时可直接送到后面的组室进行急救，不要因为分类而贻误救治时机。

（3）确定分类去向、佩挂分类牌。

3.统计人员进行病员伤票登记和统计工作　有伤病员到达后应由专门人员对其进行伤票的登记和整体统计工作，保证救治的有序及全面进行。

4.担架员按分类牌转送伤病员　对伤病员做好以上检伤分类、登记统计工作后，由担架员按分类牌的种类，将伤病员后送至相应组室。

5.后送　后送前医生复查、检出是否有不宜后送者，协助医疗组进行后送分类，根据伤情、伤部确定伤病员后送次序和运输工具，伤病员病情恶化时进行紧急处置。后送护士了解各组需后送伤病员数量；办理检查医疗后送文件；对后送伤病员进行必要的护理与治疗；统计后送伤病员数量。

三、分类的基本要求

（一）分类人员的基本要求

1.合理安排检伤分类人员　一组检伤分类人员由一名医生和一名护

士担任即可,一人检伤一人记录,一人急救一人配合,批量伤员时,可临时进行分工负责,相互密切配合完成。救援队至少需配备有十副担架,如自身力量不够,可配备一个担架队协同,人员力量不足时可由司机、电工等后勤人员担任担架队员。

2.较强的业务能力 分类工作的核心力量是分类医师,如果分类得当,能挽救大批伤员的生命,还可以使分类工作快速、准确、有序地进行。负责分类的医生应当具有丰富的实践经验,良好的急诊与创伤救护经验,一般由长期从事急诊急救工作的医生担任,掌握分类场各区位置及伤病员分类场划分,熟练掌握分类的主要指征和方法。护士技术熟练,熟悉物资、器材保管及发放流程,伤员登记统计流程。医护人员都要熟练掌握急救技能、检诊标准。

3.良好的心理素质 分类工作要求快速、准确、有序,这就要求分类人员时刻保持稳定的情绪、良好的心理素质,具有顽强的斗志,良好的应变能力和适应能力,在各种应急事件和紧急情况之下,沉着冷静、及时果断地制定应急对策,特别是面对大批量伤员及需要做出紧急处理的危重伤。

4.良好的身体素质 良好的身体素质是对救援人员最基本的要求。

(二)分类场地及物品要求

分类场应安置在环境安全、方便批量伤员的快速分流、具备水电供应、具备通讯及物资供应的场所。伤员应单向流动,分出下车区、分类区和车辆调整区。

分类场无需特殊复杂的仪器设备,仅需一些简易和基本的器具即可展开工作,如听诊器、血压计、手电筒、止血带、担架、各类记录单等,还应设一些简易呼吸器等基本抢救器材及药品。分类场上直接在担架上检伤,不设床位,为方便检诊,可每人配备检伤腰带等装备,方便取用物资。

(三)分类工作的基本要求

1.分类快速、准确、有序 伤员分类工作应当按照迅速、准确、有序的原则组织实施。分类速度要快，要求3分钟内对伤情作出判断，切勿在一个人身上停留太久，尽量节省时间，以免延误救治。没有成活希望的伤患应放弃治疗。分类要准确，不要将有生命危险的重伤员误判为轻伤员而耽误救治时间，增加残废和死亡率，也不要将一般轻伤误判为重伤，出现类选过量，使轻伤员涌向重伤抢救组，造成负荷过重，影响救治工作。

保证分类工作有序进行，需要全部人员明确各自职责，听从指挥，忙而不乱，尤其是批量伤员到达时。伤员收容分类时，应当首先将需要紧急抢救的危重和重伤员直接分出来，然后把伤员、病员、传染性伤病员、受染并需洗消的伤员分出来，将其送往不同的组室进行救治。伤员救治分类时，应当首先判定伤员的伤势状况及诊断，而后提出救治措施及处置顺序。对伤员伤势的判断，应当在把握伤员整体情况基础上，进行综合判定。伤员救治的先后顺序，应当根据需要救治伤员的数量、伤员伤情严重程度、卫生资源状况和救治环境与条件等统筹安排。

2.把握住救治的轻重缓急　首先将危重且有救治希望的伤员先进行分类，安排担架员转运，根据伤员伤势严重程度及需要复苏和手术的紧急程度，将伤员救治优先顺序区分为：紧急处置、优先处置、常规处置和期待处置四类。不同伤势的伤员应当在处置顺序上加以区分，有危及生命的损伤，不能耐受任何延迟，需立即进行复苏和手术的伤员，一般为重伤员，需要紧急处置；伤情虽不立即危及生命，但延迟处理可发生严重的内脏并发症，需在6小时内给予手术，或者同时需要复苏的伤员，一般为中度伤员，需要优先处置；伤情比较稳定，不需要复苏，延迟手术不会影响生命和转归的伤员，一般为轻伤员，可采取常规处置；遭受致命性损伤，生命处于濒危状态，或者濒临死亡，继续进行抢救存活的机会仍非常小的伤员，一般为危重伤员，在同时有多名伤员需要紧急处置，医疗资源有限的情况下，为保证伤员整体救治时效，此类伤员可作为期待处置。

3.边分类边急救　对开放性大出血未进行初期处理、气道梗阻、心脏骤停等危及情况，可在检伤分类时用急救设备，施行必要的紧急措施后再分类后送。

4.统一标准，统一标志 分类必须遵循统一标准，用统一标志，才能使整个工作有效运转起来。

5.分类与后送相结合 伤员后送工作应当遵循前接与后送相结合、逐级后送与越级后送相结合、专用运力与其他运力相结合，安全、及时、准确的原则，综合运用陆地、海上、空中运输工具组织实施。要不断转运，不断再分类。伤员后送分类时，应当以伤员尽快到达确定性治疗机构为目的，根据伤病员各类救治措施的最佳实施时机、后送工具及后送环境的特点，区分伤病员后送先后次序、后送地点、后送工具和后送时的伤病员体位，尽早实施专科指向性后送。

四、分类的方法

应急救援的伤病员分类系统，应该具有简单、不需要明确的诊断及特殊设备的特点，能快速检诊、快速分流。检伤分类的方法有很多，在上一章第二节中已经介绍了START检伤分类法、ABCDEF伤情评估、院前模糊定性检伤分类法（ABCD法），还有许多被国际认可的分类方法，都有各自的优点，在实际运用中应综合具体情况选择合适的方法。

（一）START检伤分类法——简明检伤分类和快速急救系统

主要通过评估患者的行动能力、呼吸、循环和意识四个方面进行分拣，适用于灾难现场短时间内大批伤员的初步检伤，对每位伤员的分拣时间不超过1分钟。该方法可徒手操作，评估方便，简单易行，但也容易过度分类。该方法将伤员分为四类，分别以红色、黄色、绿色和黑色标识，分别代表第一优先、第二优先、第三优先和第四优先，具体方法在上一章中已详细介绍。

（二）战伤计分法

创伤评分是对创伤严重程度的量化表达的方法，常用的有创伤评分法、修正创伤评分法、CRAMS评分法、GCS评分法等。战伤计分法是通过对伤员呼吸次数、收缩期血压、神志昏迷状况三项生理指标的客观检查与观察，采取评分与计算积分，对伤员基础生命状态进行评价的一种方法。简易战伤计分结果可以作为伤员伤势判断和确定救治先后顺序的参考。伤员伤势严重程度的判定，应当在把握伤员损伤程度、损伤范围、活动能力等整体状况基础上，参考简易战伤计分结果进行综合判定。伤势严重的程度按照危重伤、重伤、中度伤、轻伤区分。伤势严重程度与战伤计分总积分的参照关系如下所述。

危重伤伤员：一般为战伤总积分5（含）分以下者。

重伤伤员：一般为战伤总积分6~9分者。

中度伤伤员：一般为战伤总积分10~11分者。

轻伤伤员：一般为战伤总积分12分者。

简易战伤计分对照表

A.呼吸计分		B.收缩压计分		C.神志计分	
呼吸次数（次/分）	分值	收缩压（mmHg）	分值	神志等级	分值
10~29	4	> 89	4	13~15	4
> 29	3	76~89	3	9~12	3
6~9	2	50~75	2	6~8	2
1~5	1	1~49	1	4~5	1
0	0	< 1	0	3	0

神志昏迷状况等级，按以下3项判定得分之和进行区分。

睁眼动作：自动睁眼4分，呼唤睁眼3分，刺痛睁眼2分，不睁眼1分。

语言反应：回答切题5分，回答不切题4分，答非所问3分，只能发音2分，不能言语1分。

运动反应：按吩咐动作6分，刺痛能定位5分，刺痛能躲避4分，刺痛后肢体能屈曲3分，刺痛后肢体能过度伸展2分，不能活动1分。

战伤总积分为表中A+B+C积分的总和。

（三）SAVE检伤分类法

SAVE是 "secondary assessment of victim endpoint" 的缩写，这套系统可以配合START法一起使用，用于重大灾害伤病员非常多且医疗资源严重不足，后送资源有限的情况下。该方法将伤员分为三类，即使治疗也没有存活希望、即使不治疗也会存活、治疗会存活不治疗就会死亡。

（四）MASS检伤分类法

MASS检伤分类法是基于美军的战伤检伤分类法建立的用于灾难时大量伤员的检伤分类法。该法以START为基础，MASS代表move（运动）、assess（评估）、sort（分类）、send（后送）。能自己行走的伤员属于轻伤，贴绿色标志。不能自己行走的伤员能够遵嘱移动任意肢体者属于延缓，贴黄色标志。如果伤员不能移动，将进行评估并分入"立即"或"期待"组。"评估"参照"START"方法进行。"分类"是根据客观的指标将伤员进一步分类，并根据"分类"后送。

（五）SALT检伤分类法

SALT是分类（sort）、评估（assess）、挽救生命（life-saving intervention）、处置/转运（treatment/transport），是融合分类、紧急救治、后送为一体的，适用于大规模灾害伤亡事件。SALT法用语言指令将伤员分为能够行走、可按指令挥手或移动身体、无法听指令或危及生命三类。伤员分为五个等级，红色代表病情危重急需抢救者，为第一优先；黄色代表可延迟处理者；绿色代表轻伤者；灰色代表等待，为存活率低但也有希望救活者；黑色代表死亡者。对伤员进行挽救生命的紧急干预措施，按等级给予伤员进一步的处置，安排后送。

五、分类的标志

检伤分类应使用统一的标志，才能提高分类的准确性，伤员能得到最合理的救治，使有限的医疗资源被最大化利用。如果没有分类标志，有批量伤员时，可能存在重复分类、将伤员送到错误的组室救治、救治组医生不能立刻知晓伤情伤势等问题，耽误救治时机，增加差错风险，浪费医疗资源，降低工作效率。应用清晰醒目、便于识别的标志，使每一个参与救援的人员能够直观、快捷地识别伤病员的危重级别及救治顺序，从而提高救治效率。

在大型灾害事件中，伤情分类标志多采用根据危害生命程度和优先救治原则分法的四色系统，按伤情分类用不同的颜色标记，对伤员进行分类和优先次序排序。目前，国内外在分类的等级和标识颜色的选择上形成了较为一致的共识，采用红、黄、蓝（绿）、黑四色标识卡分别对应重、中、轻和死亡/期待，并将标识粘贴于患者左胸或左上臂。救治机构内部通常用分类牌和伤标，军队医疗常用此类标志，并将救治区域划分为手术区、重伤救治区、轻伤救治区等区域，在组室门口或帐篷上标有明显标志。

（一）四色系统

根据应急事件现场危害生命的程度及优先救治的程度将伤员分为四类。伤患的分类以标志醒目的卡片表示，通常采用红、黄、蓝（绿）、黑四色系统。

1.红色 第一优先，危重伤员。非常紧急，表示伤情危及生命，通过紧急处理后有救治希望的伤员，如呼吸心跳停止、开放性胸腹外伤，如大出血给予简单的止血技术，需给予基本生命支持等，应优先处置并转运，最好1小时内运送到救治机构得到有效治疗。

2.黄色 第二优先，中度伤伤员。紧急，伤情较重，但是生命体征稳定，有潜在生命危险，尚未休克，治疗处理可延迟，次优先处置并转运。如多处骨折、稳定的腹部损伤、中度流血等。

3.蓝（绿）色 第三优先，轻症伤员。不会立即危及生命，仅需要简单处理的轻伤员，可延期处置后转运。这组伤员可以等待重伤员处理结束后再接受治疗，或在救援人员指导下自己救护。

4.黑色 第四优先，濒死（伤情过于危重，即使给予积极抢救，也没有存活希望）或死亡者。可最后处置。

规范的检伤分类标志通常为卡片式，有明显的颜色标记，可以作为伤情识别卡使用，卡片上可以记录伤病员的一般信息，如姓名、性别、年龄等；伤情，生命体征、受伤部位、重要器官情况等；救治和处理，如止血带时间、用药情况、搬运注意事项等。将标志放于患者左胸或左上臂，也有的用腕带式标志，戴于伤员手上或脚上。特殊情况时，也可以用布条或其他方式标记四种颜色。

（二）伤标

伤标是表示几种特殊伤病分类情况的标志，全军通用，用于在医疗后送线上各救治机构间传递特殊伤病员的分类信息。伤标通常挂在伤病员上衣左胸前位置，随伤病员后送。目的是引起各级救治、后送人员的注意，及时给予伤病员优先的救治、后送或采取相应的防护措施。

我国军队目前使用的伤标分五种，是用五个颜色的布条或塑料条制作而成，主要表示几种特殊的伤类和伤情。红色表示出血（扎止血带者要注明时间），白色表示骨折，蓝（绿）色表示放射性损伤，黑色表示传染病，黄色表示毒剂染毒。

伤员伤标从战（现）场急救开始使用，随伤员后送，伤员得到确定性治疗后摘除。

（三）分类牌

分类牌是在救治机构内部使用，表示伤病员分类结果的标志物，救治机构可自行设计制作。通常依不同颜色、形状、孔洞和文字注记表示收容伤病员的组室、处置顺序、救治措施、后送次序等。可制作使用红色手术、红色重伤、黄色抗休克、绿色留治、紫色后送等标志，便于担架员及时准确地送往各组室，便于工作人员迅速识别及及时处置各类伤病员，避免分类的重复遗漏，减少不必要的询问，提高工作效率。

分类牌的种类、样式通常由救治机构根据本级救治范围，科、室、组的编设和实际需要确定，自行制作。分类牌要求醒目实用、容易辨认，能在夜晚、黑暗环境中触知，佩挂方便。

一般在分类场，根据收容分类的结果，将分类牌挂置于伤病员胸前，待各科、室、组完成分类牌指示的处置后取下，或根据需要另换分类牌，伤员离开救治机构时要及时收回，以免给后续救治机构造成工作混乱。

六、分类登记统计

检伤分类时，需安排专门人员负责应急事件现场的登记和统计，边分类、边登记，有利于准确统计伤亡人数和伤情程度，正确掌握伤病员的转送去向与分流人数，以便及时汇报伤情，有效地组织调度医疗救援力量对伤病员进行救治。各级救治机构和卫生人员应当认真填写或录入伤病员信息，妥善保管医疗文书或电子文件，按照规定汇总、分析和传输伤员信息。

伤员伤标从战（现）场急救开始使用，随伤员后送，伤员得到确定性治疗后摘除。伤员分类牌只在救治机构内部使用。战时伤病员登记簿从营级救治机构开始使用。伤票由首次急救医生开始填写，伤员到达后方救护所检伤时，应当完成伤票填写内容。野战病历从团及兵种旅级单位救护所开始使用，随伤病员后送。条件许可时，应当充分利用电子设备采集、储存、传输和处理伤病员信息。

（一）伤票

伤票是伤病员随身携带的卡片，也是战时最主要的医疗文书，并随伤员转送。它是记录一级救援机构对伤病员进行初步处理或治疗的依据。我军伤票分为伤票存根和随行伤票，自带复写功能，为文字记述。伤票由首次实施急救者填写，如遗漏或伤病员未经现场急救则由上级救治机构补填。

伤票的内容包括伤员基本信息、分类信息、处置信息和后送信息。随行伤票背面还包括团（含）以后救治机构处置记录。

1.伤票中伤员的基本信息　包括ID号、姓名、性别、年龄、部别、职务、军衔、负伤地点、到达时间、战伤/非战伤、救援方式（自救、互救、卫救、未处置）。

2.分类信息　包括伤部、伤类、伤型、并发症和伤势。伤部包括头部、面部、颈部、胸（背）部、腹（腰）部及骨盆（会阴）、脊柱脊髓、上肢、下肢、多发伤和其他。伤类包括炸伤、枪弹伤、刃器伤、挤压伤、冲击伤、撞击伤、烧伤、冻伤、毒剂伤、电离辐射伤、生物武器伤、激光损伤、微波损伤、复合伤和其他。伤型包括贯通伤、穿透伤、非贯通伤、切线伤、皮肤及软组织伤、骨折、断肢和断指（趾）以及其他。并发症包括出血、窒息、休克、抽搐、气胸、截瘫、气性坏疽和其他。伤势分轻、中、重、危重。

3.处置信息　包括抗感染、抗休克、紧急手术。抗感染主要是破伤风类毒素、破伤风抗毒血清、其他抗感染药物的使用。抗休克主要是输血、输液、止痛、吸氧、抗休克裤和其他。紧急手术包括气管切开、血管结扎、开放气胸封闭、血气胸闭式引流、导尿、耻骨上膀胱穿刺和其他。

4.后送信息　主要包括后送时间、送往地点；后送方式，如步行、担架、汽车、救护车等；后送体位，如坐、半卧、平卧、左侧卧和右侧卧。

（二）战时伤病员登记簿

战时伤病员登记簿主要记录了伤员姓名、负伤地点、负伤时间、到达时间、伤势、伤部、伤类，病员疾病诊断，处置及去向。

为更好地实施伤病员信息的登记统计工作，分类组应与各救治组保持密切联系，明确到达各组室伤病员的数量与分类数量是否吻合，收容分类是否准确，伤势判断是否合理，救治效果如何等。

（三）野战病历

野战病历由病历首页、体温脉搏记录、伤（病）情变化及处置记录、手术麻醉记录及存根等项目组成。

病历首页主要填写医疗机构的名称、伤病员基本信息、主诉与现病史（包括伤时体位、前线抢救摘要等）、查体情况，查体包括伤部、伤类、伤型、并发症、伤势。伤（病）情变化及处置记录包括伤病员基本信息、诊断、伤病情况补充记录、伤病情变化及处置记录。手术麻醉记录包括伤病员基本信息、术前诊断、手术名称、种类及手术时间、麻醉情况、生命体征、术中输血输液及用药情况、术中其他情况及术后诊断。

（四）医疗后送文件袋

用于装伤票、野战病历、记载后送途中伤员注意事项的纸袋，正面印有伤员姓名、部职别等信息，以及诊断、后送方式、去向、特殊注意事项、填写单位等，背面印有伤病员来源、到达日期、去向及日期、填写单位等。

（五）电子文书

电子文书主要是电子伤票和电子病历等。电子文书打破了手工记录、反复转抄及人工传递信息的传统模式，避免了纸质伤票携带不方便、易破损等缺点，使伤病员的信息传递更加准确、完整和快捷；但电子文书也存在不足，容易受到一些客观因素的影响，如突然停电或病毒侵入等，都会影响到信息的及时提取，给工作带来不便。

第三节　现场紧急救治

一、开通血管通路

（一）静脉通路的建立与护理

1.静脉通路建立的目的和意义　救援中建立静脉通路是重要的救护措施之一，是救援人员需要掌握的急救基本技术之一。迅速建立有效的静脉通路，是输血、用药治疗的保障，可迅速缓解失血性休克等伤情，是抢救成功的关键，可以提高灾害救护水平。本节主要介绍外周静脉通路和中心静脉通路。

（1）进行静脉输液，用于补充水和电解质，维持酸碱平衡。

（2）静脉输入营养物质用以营养支持，促进组织修复，维持人体内环境平衡。

（3）静脉输入药物完成治疗，用以治疗各种疾病及食物、药物中毒等。

（4）静脉输血，纠正休克，纠正贫血，输入全血、成分血补充血容量、血浆蛋白、血小板等。

（5）补充血容量，纠正休克，改善微循环，维持血压及微循环灌注量。

（6）建立静脉通路用以外科手术输液。

（7）建立静脉通路采集血标本。

（8）建立中心静脉通路用以快速输液，大量输血，输入高浓度刺激性大的药物，监测中心静脉压，还可以用于血液透析、血液滤过等治疗。无法建立外周静脉通路时，需要完全胃肠外营养支持等情况可建立中心静脉通路。

2.静脉通路建立前的准备

（1）静脉穿刺前评估

①评估治疗目的、用药方案：首先评估患者输液目的，灾害现场紧急救治，首选外周静脉，静脉穿刺成功越快越好，尽早建立静脉通路挽救伤病员生命。根据用药方案选择静脉通路，用于化疗、抢救、肠外营养、补液等治疗用药，应根据疗程和治疗时间长短、药物性质等选择合适的途径建立静脉通路，长时间肠外营养支持、刺激性药物的输注宜采用中心静脉通路。

②评估患者：评估患者的年龄、生命体征、疾病严重程度；评估患者心脏功能情况；评估患者意识状态、心理状况；评估患者病史，有无安装起搏器、血管手术史、锁骨下淋巴结肿大等影响穿刺置管的病史；

评估患者穿刺部位的皮肤、血管情况、活动情况；评估患者依从性。

③评估置管风险：评估置管风险，降低穿刺失败率及并发症发生率，全面评估穿刺部位及静脉情况，可进行超声引导下血管评估，评估用药情况，选择合适的静脉通路途径，降低药物对血管的刺激及其他损害。

（2）合理选择穿刺部位及静脉

①外周静脉通路：灾害救援优选建立快速、简单有效的外周静脉通路，通常是上肢、下肢、颈外静脉，应选择粗大的静脉血管，优选上肢静脉，从远心端开始，从手背至前臂、上臂，最常用的是肘正中静脉。下肢常用大隐静脉。在四肢建立静脉通路时应避开受伤的肢体，选择健侧肢体，有骨盆骨折或腹腔外伤应优选上肢，手术时选择手术对侧肢体。

应选择相对软而充盈、粗大的静脉，触摸静脉是否发硬或有硬结，是否滑动，若血管滑动，穿刺时应绷紧穿刺部位皮肤，使血管固定。观察穿刺部位皮肤是否红肿、淤青，是否疼痛，观察静脉走行方向。

穿刺时选择穿刺皮肤没有红、肿、热、痛的部位，选择软、充盈、弹性好的静脉，选择相对较直且滑动较小的静脉，避开关节处、皮肤破损处、静脉瓣及肌腱、神经走行的部位。沿静脉走行方向穿刺。

②中心静脉通路：中心静脉指的是近心端的大静脉，如上、下腔静脉。当需要快速输液，长期输液，大量输血，输入高浓度刺激性大的药物，输化疗药，监测中心静脉压，血液透析、血液滤过，无法建立外周静脉通路，需要完全胃肠外营养支持，安装心脏起搏器等情况可建立中心静脉通路。

中心静脉置管（CVC）是把导管经锁骨下静脉、颈内静脉等途径置入上腔静脉，经股静脉置入下腔静脉，可保留7~14天。由于右侧锁骨下静脉、颈内静脉与上腔静脉间径短且直，故首选右侧。为避免中心静脉置管造成气胸等并发症，当有胸部外伤时，为了便于处理，并且为保留健侧作为代偿，优先选择伤侧置管。下腔静脉易发生血栓或血栓性静脉炎，而且腹股沟处易受到污染，活动时易影响导管通畅，故下腔静脉保留的时间不宜过长，不宜做长期的输液途径。经外周静脉置入中心静脉导管（PICC）置管宜选择肘部或上臂静脉作为穿刺部位，通常使用贵要静脉、肘正中静脉、头静脉、腋静脉，避开肘窝、感染、损伤部位。可保留一年，且并发症低，是首选的输液治疗方式。

（3）静脉穿刺工具的选择

①外周静脉输液工具：头皮钢针，静脉留置针。

头皮针是直接将钢针穿刺并置于静脉内，建立迅速，使用安全，适用于输注时间短，输入量少，对静脉刺激性小的溶液或药物，缺点是不能保留，快速补液差，某些药液外渗可致局部坏死。

静脉留置针又称套管针，是将内针芯和套管一起刺入静脉内，撤出金属钢针芯，将套管留置于静脉内，用输液接头或肝素帽封闭，可在血管内保留不限于96小时。留置针安全可靠，适用于输液时间长，输液量多的伤病员，但是不宜输入刺激性药物或肠外营养剂。

②中心静脉输液工具：颈内/锁骨下静脉导管（CVC），隧道式中心静脉导管，非隧道式中心静脉导管，外周穿刺中心静脉导管（PICC）。

通常准备中心静脉导管包、穿刺套管针、肝素、生理盐水、2%利多卡因注射液等。

3.静脉通路建立的注意事项

（1）静脉留置针建立的注意事项

①合理选择静脉、穿刺工具及穿刺方法，严格执行无菌操作制度，预防感染发生。

②穿刺前消毒皮肤直径大于8cm，穿刺时绷紧皮肤，避免血管滑动，针尖与皮肤呈15°~30°角直刺血管，避免刺破静脉后壁，见到回血后降低穿刺角度，将穿刺套管送入静脉，穿刺成功后立即松开止血带。

③保持静脉通路通畅，妥善固定。

④保持套管针透明敷料清洁、干燥，穿刺局部无红肿、疼痛，无渗液。

⑤对长期输液治疗的患者，注意保护和合理使用静脉，一般从远心

端开始穿刺。

⑥输液前要排尽输液管及针头内的空气，防止空气栓塞。

⑦严格掌握留置时间，避免出现感染、静脉炎等。

（2）中心静脉通路建立的注意事项

1）中心静脉通路有多种建立途径，应掌握每种途径的穿刺方法及要点。①锁骨下静脉穿刺置管术让伤病员去枕仰卧、背部垫一软枕，上肢垂于体侧并外展，头转向穿刺对侧，穿刺部位为锁骨下方胸壁，锁骨下静脉上入路取胸锁乳突肌锁骨外侧缘，锁骨上方约1cm为穿刺点，不影响胸外按压，紧急复苏时首选，锁骨下静脉下入路取锁骨中、外1/3交界处，锁骨下方约1cm为穿刺点。②颈内静脉穿刺一般选右侧，使伤病员取头低转向穿刺对侧，仰卧位、背部垫软枕，一般由胸锁乳突肌的胸骨头、锁骨头和锁骨所形成的胸锁乳突肌三角顶点为穿刺点。③股静脉穿刺时取仰卧位，穿刺侧大腿稍外旋、外展，将腹股沟股动脉搏动点内侧约1cm处作为穿刺点。④经外周静脉置入中心静脉导管（PICC）置管宜选择肘部或上臂静脉作为穿刺部位，通常使用贵要静脉、肘正中静脉、头静脉、腋静脉，避开肘窝、感染、损伤部位。

2）置管前做好准备工作，严格按照要求进行，避免误伤邻近器官及组织。置管时严格遵守无菌操作原则，妥善固定，穿刺处覆盖无菌敷料，保持其无菌、清洁、干燥。置管成功后，有条件可做胸部X线检查，以明确导管位置，并注意有无气胸或血肿等并发症。

（3）静脉通路建立后护理

①妥善固定，防止导管脱出，保持通畅，防止受压、打折，观察穿刺处有无渗血、渗液。

②严格无菌操作，预防感染，定期更换穿刺处覆盖的无菌敷料。按要求冲封管，操作时避免进空气，造成空气栓塞。

③严格掌握输液速度，注意药物的配伍禁忌，输化疗药或刺激性药物前，可先用生理盐水建立通路，确定静脉通路安全、通畅，再行药物治疗。

④注意静脉通路的留置时间，避免时间过长，造成感染、血栓等并发症。

⑤加强观察，观察穿刺侧肢体有无肿胀、皮肤温度和颜色等，严密观察有无出血、感染等并发症。

⑥出现导管堵塞或液体流速不畅，使用10ml注射器抽吸回血，不应正压推注液体。

4.常见静脉通路反应与现场救护

（1）输液反应

①发热反应：发热反应的原因是输入致热物质，临床表现为发冷、寒战和发热。轻者体温38℃左右，停止输液数小时后正常；重者寒战，继之高热达40℃左右，并有全身不良反应。一旦出现发热反应，应立即减慢输液速度或停止输液，对症处理，保留剩余液体及输液器，查找原因。

②循环负荷过重：由于输液速度过快，短时间内输入过多液体，使循环血容量急剧增加，心脏负荷过重引起心衰、肺水肿，或者患者原本就有心肺功能不良。表现为患者突然出现呼吸困难、胸闷、呼吸急促、咳嗽、面色苍白、咳粉红色泡沫样痰，听诊肺部布满湿啰音，心率快且节律不齐。应立即停止输液，通知医生立即处理，可取端坐位，双腿下垂，以减少静脉回流，减轻心脏负担；给予高流量吸氧，湿化瓶内加入20%~30%的酒精以减低肺泡内泡沫表面张力，从而改变肺部气体交换；必要时进行四肢轮扎；遵医嘱给予强心、利尿、扩血管等药物治疗。

③静脉炎：由于无菌操作不严，引起局部感染，长期输入浓度高、刺激性强的药物引起局部静脉壁化学炎性反应，静脉反复穿刺、静脉置管时间过长引起机械刺激损伤静脉壁，发生静脉炎，可分为机械性、化学性、细菌性静脉炎。临床表现为局部红肿、疼痛，触到条索状静脉或有硬结，有时伴发热等全身症状，发病后因炎性渗出、充血水肿、管腔变窄而静脉回流不畅，甚至阻塞，按症状轻重分为5级。一旦发生静脉炎，停止在患肢输液，拔除套管针，抬高患肢，局部用50%硫酸镁或某

些中药湿热敷，也可采用超短波理疗。

④空气栓塞：少量空气进入静脉，损害较小；大量空气进入时，空气进入右心室后阻塞在肺动脉入口，使静脉血不能在肺内进行气体交换，引起机体严重缺氧，患者感到眩晕，胸部异常不适或胸骨后疼痛，呼吸困难和严重发绀，听诊心前区"水泡音"，心电图示心肌缺血和急性肺心病。应立即让患者左侧卧位、头低足高，给予高流量吸氧。

（2）中心静脉置管穿刺相关并发症

①气胸：中心静脉置管时可见，少量气胸一般无明显症状，可暂时观察，一旦出现呼吸急促或呼吸困难，胸痛或发绀，应考虑张力性气胸，胸透确诊后立即给氧，行胸腔穿刺减压或放置胸腔闭式引流，半坐卧位。

②血管损伤：穿刺部位出血，可局部压迫止血20~30分钟，静卧休息，一旦形成血肿，尤其出血量较多时应拔管，按压穿刺部位至不出血为止，并观察血肿是否增大。

③神经组织损伤：出现感觉异常立即停止穿刺，退针。

④空气栓塞：立即让患者左侧卧位、头低足高，通过导管抽吸空气。

⑤心包填塞：立即停止穿刺或停止输液，若病情严重，行心包穿刺减压。应避免导管插入过深。

⑥导管位置异常：在X线透视下重新调整导管位置，如不能纠正，应拔除导管重新穿刺。

（3）中心静脉置管期间并发症

①静脉血栓形成：抽回血，不可正压推注，以免将栓子推入体内或损伤导管，应行溶栓治疗，可用10万单位的尿激酶加10ml盐水，利用负压原理将尿激酶吸入导管，保留30分钟后抽回血，可反复操作几次。溶栓不成功应拔管。

②感染：穿刺点出现红肿、疼痛或脓性分泌物，按伤口感染处理，如出现发热等症状，考虑是否出现导管相关性血流感染，确诊后立即拔除导管，应用抗生素治疗。

③导管脱出或断裂：导管脱出少时，如不影响治疗，可不处理，加强观察，测量外露长度；脱出多时，可严格消毒后将导管送入，并X线确认导管位置。如发生导管断裂，让患者卧床，X线透视，介入下取出导管，查看断裂端是否完整。

④穿刺点渗血、渗液：观察渗出物，增加换药次数，在穿刺点加盖无菌纱布，指压穿刺点或局部加压止血。

（二）动脉通路的建立与护理

1.动脉通路建立的目的和意义　建立动脉通路是紧急救护的一项重要技术，用于危重及大手术后患者有创血压监测，及时、准确地反映患者血压动态变化；进行动脉采血检验，如血气分析，避免反复穿刺，减少血管损伤及患者痛苦；施行某些检查，如动脉造影等；动脉注射一些抢救药物，注射抗癌药物用于肿瘤患者的区域性化疗；进行介入治疗等。

2.动脉通路建立前的准备

（1）物品准备　注射器、肝素注射液、动脉穿刺套管针、无菌手套、动脉测定装置等。

（2）评估患者　给患者做Allen实验，先将患者拟穿刺手臂抬高，检查者双手拇指同时按压桡动脉和尺动脉，反复用力握拳和张开手指5~7次，至患者手掌变白，放低患者手臂，松开压迫尺动脉，继续压迫桡动脉，观察手部转红时间，小于5~7秒属正常，大于7秒为阳性，如果Allen实验阳性则禁用桡动脉穿刺；当患者处于高凝状态、有严重出血倾向、局部感染时，禁止建立动脉通路。

（3）选择置管动脉　置管动脉有桡动脉、尺动脉、肱动脉、股动脉、足背动脉等，优先选择桡动脉和股动脉，用于直接动脉血压监测；用于化疗、介入治疗时选择股动脉或腋动脉等。桡动脉易扪及、定位，穿刺点两端易被固定，便于压迫止血，周围无重要组织，易于进行侧支循环试验；股动脉解剖位置较深，不易扪及，易伤及周围的股静脉和股神经，拔管后不易有效地压迫止血，易出血形成血肿，栓塞时易导致肢体坏死，故选择动脉时要谨慎，尽量选择桡动脉。

3.动脉通路建立的注意事项

（1）穿刺时注意事项　根据拟穿刺动脉选择患者体位，桡动脉穿刺将患者前臂伸直，掌心向上，用两手指固定动脉，穿刺针与皮肤呈30°角，见到鲜红色动脉血涌出时证明穿刺正确。股动脉位于股静脉外侧，为避免感染，消毒范围应大，患者取平卧位，下肢轻度外展，穿刺部位在腹股沟韧带下几厘米，呈45°角进针。穿刺时严格遵守无菌操作原则，预防感染。避免操作不当出现出血、血管损伤等，同一动脉避免反复穿刺。

（2）留置期间护理

①严格执行无菌技术操作，预防感染　每天更换穿刺部位敷料，用无菌透明贴膜覆盖，当敷料潮湿、污染时及时更换。导管接头严密消毒，防止污染，股动脉置管因位于腹股沟，需消毒范围大且规范，以预防感染。

②保持管路通畅，妥善固定，防止管路脱落。

③防止动脉血栓形成，保持通畅，连续冲洗管道，用加压袋加压至300mmHg以2~4ml/h的速度连续冲洗管道，可使用肝素盐水，但应谨慎使用。每次抽取动脉血后，立即用肝素盐水冲洗，防止凝血，若有血块堵塞，立即抽出，禁止推入动脉内。观察留置管路侧肢体手指或脚趾、足背颜色与温度，当发现有皮肤发凉、苍白、疼痛、动脉搏动减弱或触不到等缺血征象时立即处理，急性缺血可致截肢甚至死亡。出现动脉血栓可应用尿激酶或其他药物溶栓治疗，也可以采用介入处理，如球囊扩张成形术、金属支架植入术等。

4.常见动脉通路现场救护

（1）局部出血血肿　穿刺失败及拔管后要有效按压，至少5分钟，必要时局部用绷带加压包扎，15~30分钟解开绷带，若仍然出血，继续按压，反复至不出血为止。

（2）感染　置管时间不宜过长，不宜超过7天，穿刺置管及更换敷料、接头时严格执行无菌操作原则。一旦出现感染征象，拔除导管，合理应用抗生素。

（3）动脉血栓　患者高凝状态、血液供应差、血管壁损伤、包扎过紧等都可能形成动脉血栓，出现远端肢体、内脏器官缺血甚至坏死等情况，要警惕患者出现急性动脉栓塞，表现为疼痛、感觉异常、麻痹、不能触及动脉搏动、肢端皮肤颜色苍白、发凉，进展迅速，严重缺血可出现运动障碍、肢体坏死，危及生命。

动脉血栓形成，需严密观察患者生命体征和患肢情况，给予抗凝、溶栓、抗血小板治疗，防止血栓延伸；使用血管扩张剂解除血管痉挛；手术治疗通常采用介入处理，如球囊扩张成形术、金属支架植入术等，如远端肢体已坏死，需要截肢。

（4）空气栓塞　妥善固定管路，采集血气标本及校零时应特别注意，防止空气进入。一旦发生空气栓塞立即让患者左侧卧位、头低足高，通过导管抽吸空气，给予高流量吸氧，对病情严重者做好抢救准备。

（三）特殊情况下循环通路的建立与护理

1. 静脉切开　紧急情况如休克、大出血等情况，需要迅速输液、输血，或其他需要建立静脉通路的情况，经皮静脉不能穿刺成功，可施行静脉切开建立输液通路，多选择位于内踝附近的大隐静脉。手术区感染、静脉血栓、静脉炎或出血危险则不宜行静脉切开术。

（1）静脉切开术要点　在内踝的前一方，作一与静脉走行方向平行或垂直的切口，长约2cm。用蚊式血管钳沿血管方向分离皮下组织。找到静脉后从静脉深面穿过两根丝线，其中一根结扎静脉远端。在两线之间用眼科剪刀将静脉壁斜行呈V字形剪开一小口，剪开静脉壁时要认真、仔细，切勿将静脉完全剪断。确认静脉血液回流后，将留置针插入静脉腔内，将丝线结扎固定导管，连接静脉输液装置，观察输液是否通畅，局部有无肿胀及血管有无穿破，确认静脉输液通畅后缝合切口，用无菌敷料覆盖。

术后保持切开处皮肤清洁，每日更换敷料，消毒穿刺部位及外露导管，妥善固定，静脉切开置管一般不宜超过3天。

（2）静脉切开并发症

①周围动脉或静脉血管损伤：动脉损伤后，压迫出血部位暂时控制出血，补充血容量，纠正休克，预防性使用抗生素，尽快修补动脉损伤以减少远端肢体缺血缺氧，定期检查修复部位的远端动脉搏动。

静脉损伤后，外力压迫出血部位，也可用创伤绷带或止血带暂时控制出血。同动脉损伤，应尽快做修补术。

②导管周围渗血、渗液：因导管粗细、位置不妥，结扎线或导管固定线不紧，输液速度过快等，导致导管周围渗血、渗液，最常见的原因就是导管位置不妥，应及时检查并纠正。

③切开部位感染：切开部位皮肤红肿热痛，有时会有脓性分泌物，按感染伤口处理，加强皮肤换药及合理应用抗生素。平时应保持切开处皮肤清洁、干燥，每日更换消毒敷料、消毒导管外露部分。

④静脉炎：发生静脉炎后，应立即停止在患侧输液，拔除导管，抬高患肢，并用50%硫酸镁或中药湿热敷，并继续观察静脉炎的恢复情况，及时做应对处理。

⑤静脉血栓：较少发生，出现患肢肿胀、压痛，浅静脉曲张等症状，处理方法有使患者静卧并抬高患肢，给予抗凝治疗，尿激酶等药物溶栓治疗。平时鼓励患者适当活动，多做踝泵运动等预防静脉血栓的发生。

2.骨髓腔穿刺　无法建立静脉通路进行静脉输液者，可采用骨髓腔穿刺输液，是非常安全和便捷的途径。现场救援、紧急救治往往有很多需要此时应立即补液的情况，如大面积烧伤、严重脱水、休克等，或者批量伤员需要紧急输液，但是不能建立或建立静脉通道失败，立即建立骨髓腔输液通路。

骨髓腔穿刺的优点是安全、操作快速、有效、成功率高，达到的输液效果和中心静脉通路相近，且并发症少，是抢救心搏骤停的有效通路。可输注多种药物（包括刺激性液体），药物疗效、输液速度均可达到中心静脉通路的效果，此项操作更简便、更易培训，能尽快被医护人员掌握，是抢救成功的重要途径。缺点是为了避免发生感染，如骨髓炎，只能在建立静脉通路前短时间使用，不宜超过24小时。

骨髓腔输液的穿刺部位有胫骨、髂骨、胸骨、肱骨、股骨等，只要能进入骨髓腔，很多部位都可以建立通路，成人多选择胫骨中上端。骨折、严重骨质疏松、成骨不全、穿刺部位感染等情况，不宜行骨髓腔穿刺。

骨髓腔输液装置类别较多，有骨髓输液枪、手转骨髓腔输液器、直针式、电钻式等，条件有限时，也会直接用骨髓穿刺针穿刺置管。穿刺部位定位后，使用输液枪或骨髓穿刺器击发穿刺，听到和感觉到落空感，取出针芯后妥善固定，抽吸骨髓，穿刺成功用盐水冲洗，并连接输液装置，观察是否有渗液，穿刺部位液体外渗，或输液时间过长、压力过大，可出现皮下和骨膜下水肿，若是刺激性药物外渗，可导致感染甚至坏死。此外还有骨髓炎、骨髓损伤、脂肪栓塞等发生率较低的并发症。一旦出现并发症，应终止骨髓腔输液。

3. 暗光穿刺 暗光环境，护士视野模糊，静脉穿刺方向感和距离感不易掌握，判断穿刺角度不准确，导致穿刺不易成功；特别是当环境温度较低，或者血容量不足、血压低、回血不明显时，可增加穿刺次数。暗光下操作，视觉、触觉相对不协调，护士易慌乱、紧张，也会对操作产生影响。对于灾害救援医护人员，平时培训应加强暗光环境下静脉穿刺的训练。

暗光下静脉穿刺，应静心、注意力集中，严格遵守操作规范，特别是无菌原则，因光线不好，常常在皮肤消毒后，仍会用手指触摸静脉，一定要做好消毒工作，避免感染。暗光下宜采用由浅入深的穿刺法，即穿刺针以15°角快速刺入表皮，再直接从血管表面由浅入深进入血管，见到回血后即停止进针，缓慢进入血管，防止穿刺针刺破血管下壁造成穿刺失败。

二、心肺复苏

（一）心肺复苏的目的和意义

心跳与呼吸骤停为灾害救援最紧急的情况，应立即进行心肺复苏从而提供基础生命支持。心肺复苏是在体外实施的基本急救操作方法和措施，其目的是开放气道、重建呼吸和循环，尽快恢复自主呼吸和循环功能，保护脑、心脏等全身重要脏器。心肺复苏的对象主要是意外事件中心跳和呼吸停止的伤病员，并不是以患者的现场急救苏醒为唯一成败目标，主要目的在于使患者的脑细胞因有氧持续供应而不致坏死。

心肺复苏分三个阶段，第一阶段是基础生命支持，第二阶段是高级生命支持，第三阶段是持续生命支持。在灾害救援现场，通常使用心肺复苏的前两个阶段抢救患者。

基础生命支持，又称初期复苏或现场急救，依靠人工通气和胸外按压的方法，迅速有效地帮助伤病员恢复自主呼吸、重建循环系统功能，保证重要脏器的血液供应，向心、脑及全身重要器官供氧，以达到促进苏醒和挽救生命的目的。力争在4分钟内进行，复苏实施越早，存活率越高。

高级生命支持，主要是在基础生命支持的基础上应用药物，心电监护、除颤等辅助设备及特殊技术，主要措施是建立有效的血管通路、给氧，应用复苏药物等维持有效的自主呼吸和血液循环。可在灾害救援现场完成，也可在转运途中完成。

持续生命支持，进行脑复苏及重要器官支持，维持复苏成果，采取多种措施促进脑复苏及患者康复，多在后方医院进行。

（二）心肺复苏现场环境评估

救援前首先判断环境，评估现场环境是否安全，一定要在环境安全的前提下进行心肺复苏。如果灾害现场为失火、建筑工地等不安全场所，应立即将伤病员转移至安全区域；特殊环境下，如淹溺、雷电、爆炸等环境，要尽快脱离现场。

评估现场环境有无有毒气体、核辐射、放射等危险因素，有无传染性疾病，如有危险因素，救援人员必须做好个人防护。

环境评估时间要快速，尽快实施心肺复苏，抢救应争分夺秒。有批量伤员时，要优先救治危重创伤患者；当伤员数超过救援承受能力时，无脉搏者一般期待处理。灾害现场一般只进行基础生命支持，即给予胸外按压和人工呼吸，人力物力充足的情况下可继续给予高级生命支持。

（三）心肺复苏的注意事项

复苏体位使伤病员仰卧于坚硬的平面或地面上，翻转伤病员时，头颈部与躯干轴线翻身，怀疑头颈外伤时，有绝对必要再移动患者，以免不当搬动造成脊髓损伤。

心脏骤停时，体内有适量的动脉氧含量，通过按压能够使血液流向肺及全身，强调先按压后通气。胸外按压部位要准确，按压姿势要正确，手指不能压在胸壁上，两手掌应保持交叉放置按压，否则易造成肋骨骨折，动作稳健、有力、均匀，重力应在手掌根部，着力在胸骨处，否则易造成按压无效或并发症。成人胸外按压与人工呼吸比例无论单人施救或双人施救都为30∶2，即按压30次后做2次人工呼吸。婴儿心肺复苏时判断大动脉搏动位置选择肱动脉或股动脉，采用双指按压法或双手环抱按压法。

开放气道要在3~5秒完成，清理口腔异物不可占用过多时间。有些伤病员舌后坠，堵住气道，应该把舌头拉出来。吹气量400~600ml，不必深呼吸，若吹气过猛，可导致部分气体进入胃内，引起胃胀气甚至呕吐。使用面罩通气时需注意"EC"手法，面罩应罩住伤员口鼻并贴紧以防漏气，挤捏球囊用力均匀，不可用力过猛。若伤员有自主呼吸，挤压与放松频率应与伤员吸气、呼气节律一致。

5个循环CAB时间应控制在2分钟内。中断按压时间均不宜超过10秒，且中断时间越短越好。每5个循环CAB为一个周期，进行复苏效果的评价，如未成功则继续进行CPR，评估时间不超过10秒。若有其他救援人员，交换按压者尽量在5秒内完成。如建立高级通道，则持续胸外按压不间断，同时每6秒钟通气一次。每按压2分钟后判断复苏效果。

有条件时尽早进行电除颤，电除颤是治疗心室颤动最有效的措施。

心肺复苏的并发症包括肋骨骨折、胸骨骨折、血气胸、胃内容物反流、肺挫伤等。

现场有威胁施救人员安全的危险时，伤病员存在明显不可逆死亡的临床特征时，脑死亡无进一步救治及送治条件，心肺复苏持续30分钟以上仍无自主呼吸及心跳时，应停止或不实施心肺复苏。

（四）心肺复苏的护理要点

1.基础生命支持 现场抢救时，基础生命支持的措施相同，即胸外按压（Circulation），开放气道（Airway），人工呼吸（Breathing）。

单人心肺复苏，确定现场环境安全后，采取以下措施。①判断患者意识。轻拍伤员双肩，并在耳侧高声呼喊，观察有无反应。②判断颈动脉搏动及呼吸。一手中、示指触摸位于气管正中旁开2~3cm的颈动脉，同时眼睛观察胸廓有无起伏，耳听有无呼吸音，感受有无气体逸出，检查10秒，如无呼吸，未触及颈动脉搏动，无自主呼吸，立即给予胸外按压。③胸外按压。置患者仰卧于坚硬平面上，按压部位为胸骨下段，操作者位于伤病员一侧，以一手掌根部置于伤病员胸骨中下1/3交界处，定位方法为两乳头连线中点或胸骨下切迹上两横指上，另一手掌垂直压在该手背上，十指紧扣，手指翘起，掌根紧贴胸壁按压点，以髋关节作为支点，腰部挺直，肩、肘、腕成一直线，利用双臂和躯体重量垂直向下匀速按压，不能用过快或冲击式的按压，忌用力过猛，以免发生肋骨骨折、血气胸等并发症，按压与放松时间相等，计数30次，按压深度成人5~6cm（儿童约5cm，婴儿约4cm），按压频率100~120次/分，即按压30次时间在15~18秒之间，每次按压后胸廓需充分回弹，按压过程中头部转向伤病员面部，注意观察伤病员面色有无红润等改变。④开放气道。清理口鼻异物，检查颈椎有无损伤、口腔有无义齿，如有分泌物则将伤病员头偏向一侧，用纱布手绢等包绕手指迅速清除，紧急情况下可使用衣角清理。手法开放气道，一般采用仰面提颏法，使头部后仰90°，方法为一手小鱼际下压伤病员额部，使头后仰，另一手示指、中指放在下颌骨处，向上抬颏，至伤病员耳垂与下颌角的连线跟地面垂直，注意提颏手指应避免压迫气道。若有头颈外伤、怀疑颈椎损伤者，使用双手托下颌法开放气道。⑤人工呼吸。将一次性呼吸膜覆盖于伤病员口唇，没有呼吸膜时用单层纱布。施救者捏闭伤病员鼻孔，双唇包盖伤病员口部吹气，吹气时间不少于1秒，吹气量400~600ml，避免过度吹气，吹气同时用眼睛余光观看胸廓有无起伏。吹气闭，松口松鼻，让伤病员胸廓及肺依靠其弹性自动回缩，排出肺内二氧化碳。口对口人工呼吸2次后继续胸外按压。⑥判断复苏效果。每做完5个循环CAB后，触摸颈动脉有无搏动，判断复苏效果。如复苏成功，可触及颈动脉搏动，自主呼吸恢复，瞳孔较前缩小，对光反射存在，口唇、颜面发绀较前减轻，末梢循环改善，四肢转暖，收缩压大于70mmHg。继续给予高级生命支持。

双人心肺复苏除通气有所不同，采用简易呼吸器实施通气，其余同单人心肺复苏术。开放气道后放置简易呼吸器，一手以"EC"手法固定面罩并维持气道开放状态，使伤员口鼻密闭（通气时未听到漏气声音）；另一手用1~2秒时间缓慢捏球囊1/3~2/3（通气量400~600ml），观察伤员胸廓直至被吹抬起为止，吸气与呼气比为1∶（1.5~2）；挤压频率10次/分；有氧情况下，简易呼吸器连接氧气，调节氧流量至少10升/分；实施2次通气后继续胸外按压。

2.高级生命支持　给予高级生命支持，建立有效的血管通路、给氧，应用复苏药物等维持有效的自主呼吸和血液循环。

（1）建立人工高级气道，如喉罩、气管插管等，维持有效呼吸。

（2）给予复苏药物治疗，常用的复苏药物有肾上腺素、血管加压素、碳酸氢钠、阿托品、多巴胺、利多卡因、甘露醇等药物。给予复苏药物应在检查心律后和进行心肺复苏时，也可以在复苏成功后尽早给药。

（3）应用辅助设备及特殊技术。尽可能迅速进行心电监护、心电图检查、电除颤，迅速恢复有效心律。电除颤根据是否与R波同步分为非同步电除颤和同步电除颤，常用非同步方式进行，首次除颤电量双向波选择150~200J，单向波为360J，第二次和后续除颤可选择相同或更高的电量。除颤前解开伤病员上衣，暴露胸部，检查除颤部位皮肤清洁、干燥、无破损，去除身上金属物品及电子产品，避开心电电极片，将电极板均匀涂抹导电糊后，迅速置于伤病员胸骨右缘锁骨下方第二肋间及左锁骨中线第五肋间，电极板紧贴皮肤，避免有空隙，防止放电灼伤伤病员皮肤。除颤放电时，操作者和其他人员切勿碰到病床、伤病员，以免遭到电击。

（4）监测生命体征，注意全身状况。心跳呼吸骤停对全身各系统、各器官都产生不良影响，注意纠正水、电解质紊乱和保持酸碱平衡。

3.持续生命支持　持续生命支持主要是脑复苏治疗及维持循环稳定，脑复苏主要措施有亚低温治疗、脱水、促进脑细胞代谢、高压氧治疗，此外还要注意维持循环功能、呼吸功能，维持水、电解质平衡和酸碱平衡，监测肝肾功能等，维持复苏成果，促进伤病员康复。

三、气管插管

（一）气管插管的目的和意义

气管插管是将特制的气管导管经口腔或鼻腔通过声门直接插入气管内的技术。

目的是连接人工或机械通气、清除呼吸道分泌物或异物、增加肺泡有效通气量、减少气道阻力及死腔，快速建立人工气道，保持气道通畅，保证心、脑及其他重要器官的氧供。除全身麻醉外，特别是在复苏患者控制气道中发挥着重要作用。它可以保持呼吸道通畅，防止误吸，保证人工气道密闭不漏气，便于人工呼吸机管理呼吸模式，降低呼吸阻力。

（二）气管插管现场环境评估

评估现场环境，确保救援医务人员及伤病员的生命安全，随时注意灾害现场再次出现险情，应尽快脱离险情到达安全地带。评估现场环境可能造成的感染、辐射等情况，根据现场环境及物品资源，采取必要的防护措施。

评估受伤人数及伤情严重程度，评估伤病员呼吸功能，气道是否堵塞，呼吸是否停止，有无心搏骤停，有无大出血等情况。气管插管的适应证有：心跳呼吸骤停需行心肺复苏者；呼吸抑制，气道梗阻，呼吸衰竭；不能自主清除上呼吸道分泌物，防止昏迷伤病员误吸；需行机械通气者；外科手术和麻醉的伤病员。符合上述情况且现场条件允许时，应尽早行气管插管。

评估气管插管的可能性及成功率，头面部损伤严重有面部骨折、颈椎骨折或脱位，喉头急性炎症、严重水肿或黏膜下血肿、急性喉炎、会厌炎，下呼吸道分泌物潴留所致呼吸困难，鼻息肉、鼻咽部肿瘤压迫气管。当伤病员存在这些情况时，不能行气管插管，应尽快选择其他方法解决通气问题。

评估救援人员的技术能力，气管插管是一项技术性很强的操作，需要专业的解剖、生理学知识，需经过专业培训，具备专业的操作技术。而在灾害救援中，往往存在很多牙关紧闭、满头血渍致使外伤不便快速判断的伤病员，而现场又需要快速建立人工气道，尤其是心肺复苏过程中，需要尽可能快地完成，气管插管往往实施起来存在一定的难度。插管过程存在很多危险，操作不当可引起很多并发症，如果操作粗暴或技术不熟练，可能引起口鼻咽的损伤、呛咳、喉痉挛等，从而加重呼吸道阻塞。

（三）气管插管前的准备

1.患者准备 评估患者的适应证和禁忌证，对牙关紧闭、下颌不松的伤病员，无法用手或开口器等使其开口时，使用镇静药物，使插管无抵抗、下颌松动，可放入喉镜。严重缺氧者可给予吸入2分钟纯氧或使用面罩正压通气纠正后再行气管插管，呼吸停止者直接进行操作。

摆放体位，使伤病员仰卧位，头后仰（口、咽、气管重叠一线）。肩背部垫一小枕，头尽量后仰。对于有高度呕吐危险的患者，插管时可取半坐位或头高脚低位。

2.物品准备 插管前准备好器械和物品，喉镜、气管插管包（气管导管、导丝、石蜡油棉球、牙垫、注射器、医用手套）、负压吸引器、吸痰管等。

根据伤病员性别、年龄、身高、体重等因素，选择合适的相应规格的气管导管，用注射器检查气囊是否漏气，气管插管表面涂抹石蜡油，置入插管导丝，导丝尖端不能露出导管斜面。选择合适的喉镜镜片，检查喉镜明亮度。

（四）气管插管的注意事项

（1）急救时在明视下经口气管插管比经鼻气管插管要更简单迅速、安全，且成功率高。

（2）气管插管过浅容易脱出，过深容易插入右总支气管，导管尖端位于气管中下段，隆突上2~3cm为宜。导管的深度常用标准是，门齿刻度成人男性22~24cm，女性20~22cm，小儿可参照公式：插管深度（cm）=年龄/2+12。标准深度是第二声门线与声门对应（仅插管者可以看到）。经鼻插管深度（距鼻孔外）一般比经口插管长2~3cm。

（3）因牙关紧闭咬扁导管造成窒息、牙齿受损、损伤喉镜等原因，需退喉镜前放入牙垫。

（4）气囊压力保持有效封闭气囊与气管间隙最小压力，正常气囊压力14~18mmHg，高容低压气囊5~10ml，比鼻尖软，比口唇硬。

（5）气管插管失败或不顺利（发绀、心动过缓等），应立即停止插管、退出喉镜和导管。简易呼吸器以纯氧做数分钟的过度换气。

（6）插管过程中预防感染，防止误吸。

（五）气管插管的现场救护护理要点

经口气管插管的具体步骤是：摆放体位；打开气道，充分吸净口腔内痰液，插管前应先给氧，避免缺氧时间过长，压额抬颈开放气道，打开喉镜，操作者右手拇指、示指拨开患者口唇及上下门齿，检查有无义齿及牙齿松动情况避免其误入气道；左手持喉镜柄，将喉镜从右嘴角斜行置入，将舌体向左推开后居中，缓慢沿中线向前推进，暴露患者悬雍垂，在循着咽部自然弧度缓慢推喉镜叶片，抵达舌根稍上提喉镜，即见到会厌的边缘；右手以握毛笔状持气管插管从口腔右侧进入，将气管导管前段沿喉镜气管槽进入口腔，对准声门，旋转导管进入气管内，直至气囊完全进入声门；示意助手拔出插管导丝，继续将导管向前送入，导管插入气管内的深度为成人4~6cm，小儿2~3cm，使用10ml注射器打气囊；确认导管位置；在喉镜另一侧放入牙垫后，撤出喉镜；有效固定气管插管。

判断气管导管位于气管内的方法：气管插管后，连接简易呼吸器，挤压球囊，观察胸廓有起伏，或用听诊器听诊两肺呼吸音对称；挤压胸部，导管口有气流；吸气时管壁清亮，呼气时管壁可见"白雾"。

有效固定气管插管：可采用寸带固定和胶布固定两种固定方法。将宽胶布一端从中间剪开一部分，一端粘贴在面颊，剪开的一端缠绕导管，两侧脸颊分别用剪好的宽胶布将导管交叉固定于口唇旁。如果脸颊潮湿或有胡须，可先用寸带绕过颈部至两侧面颊部，再把导管固定于其上，在耳廓前上方打结。警惕"隐形脱管"，当导管固定良好，但是呼吸机有漏气报警，口腔内有声音，或血氧饱和度下降等呼吸困难表现，可能是脱管了。预防脱管的措施有插管不可过浅，关注插管刻度，可以将插管外露长度标记在固定胶布上，固定不可过松，一旦出现脱管立即重新置管。

插管过程中和插管后注意观察伤病员面色和神志，伤病员烦躁不安，口唇末梢发绀，说明缺氧。注意观察有无气管导管阻塞、导管脱出、喉损伤、气管黏膜损伤等并发症。插管后根据病情取合适体位，对于烦躁、谵妄、昏迷等意识不清的伤病员可采取保护性约束。妥善固定导管，做好标记，保持气道通畅，及时吸除气道分泌物，给予灭菌注射用水湿化气道。保持气管插管局部清洁，做好皮肤护理、口腔护理，定时监测气囊压力。

四、环甲膜穿刺

（一）环甲膜穿刺的目的和意义

环甲膜穿刺主要用于现场急救，解除喉头水肿引起的呼吸道梗阻，保持气道有效通气，有效解除呼吸困难。主要适用于因颈部外伤、喉头水肿等原因导致呼吸道部分或完全阻塞，发生严重呼吸困难，需立即建立人工气道或因各种原因不能气管插管或气管切开的伤病员。

（二）环甲膜穿刺现场环境评估

评估现场环境，确保救援医务人员及伤病员的生命安全，环甲膜穿刺简便易行，能快速解除呼吸困难，故时间允许，应尽早施行。

评估现场受伤情况，评估伤病员呼吸功能，气道是否堵塞，呼吸是否停止，有无救活机会等情况，评估伤病员是否适用环甲膜穿刺术，是否有出血倾向、环甲膜水平以下的气道梗阻等禁忌情况。

（三）环甲膜穿刺前的准备

1.患者准备 评估伤病员气道梗阻情况，评估适应证和禁忌证，有出血倾向、发生在环甲膜水平以下的气道梗阻、婴幼儿等，不适宜行环甲膜穿刺。清理口、鼻咽分泌物及异物，向伤病员说明施行环甲膜穿刺的目的，伤员体位为头轻度后仰。

2.用物准备 环甲膜穿刺针（环甲膜穿刺套装）、碘伏消毒棉片、胶布、手套。

（四）环甲膜穿刺的注意事项

（1）穿刺时避免损伤喉后壁黏膜。

（2）必须回抽有空气，确定针尖在喉腔内。

（3）如发生皮下气肿或少量出血予以对症处理。

（4）穿刺留置时间一般不超过24小时。

（5）如遇穿刺针头堵塞，可用少许生理盐水冲洗。

（五）环甲膜穿刺的现场救护护理要点

（1）如果病情允许，伤病员取仰卧位，头轻度后仰。穿刺部位在喉结下方，甲状软骨下缘与环状软骨上缘之间。

（2）救护者在伤员右侧，左手拇指及示指固定伤员环状软骨，消毒环甲膜处皮肤，右手持环甲膜穿刺针刺入环甲膜，空气即可经针头出入，解除窒息，固定针管。

（3）如果使用环甲膜穿刺套装，在给予伤员定位后消毒局部皮肤，检查环甲膜穿刺套装的气囊，之后一手固定伤员环状软骨，一手持环甲膜穿刺套装进行穿刺，有落空感时停止进针，回抽套装后端注射器确认进入气道，拔除针芯与安全夹，放置到位后气囊充气，使用颈部固定带固定环甲膜穿刺套装后可执行机械通气。

五、胸腔穿刺

（一）胸腔穿刺的目的和意义

胸部外伤常有张力性气胸和血胸，进展迅速，需要胸腔穿刺来及时缓解气胸和血胸症状，抽出胸腔内积液或积气，解除大量气体对肺脏的压迫，缓解呼吸困难症状；诊断性穿刺，以确定胸腔积液的性质；也可以抽液进行治疗；向胸腔内注射药物。

（二）胸腔穿刺现场环境评估

评估现场环境，确保救援医务人员及伤病员的生命安全。评估伤病员胸部损伤情况，气胸伤员胸廓饱满、进行性呼吸困难、局部可有捻发音，张力性气胸进展迅速，气管移位、颈静脉怒张、呼吸困难严重、烦躁、发绀、脉速等，如不及时进行胸腔穿刺减压可致命，故现场环境安全，应尽快施行。胸膜腔积血称为血胸，可与气胸同时存在，受伤后随着胸膜腔内血液积聚和压力的增高，患侧肺受压萎陷，纵隔压向健侧致肺受压，严重影响呼吸和循环，胸腔穿刺能抽出不凝固血液。

评估伤病员是否适用胸腔穿刺术，是否有出血性疾病、严重的肺气肿、病情危重不能耐受穿刺技术等禁忌情况。

（三）胸腔穿刺前的准备

1.患者准备 评估伤病员胸部损伤情况，评估适应证和禁忌证，向伤病员说明穿刺的目的、要求，取得配合。

定位：如果是气胸，一般取半坐卧位或坐位，伤侧锁骨中线第2肋间或腋中线第4~5肋间。如果是液胸，一般取半坐卧位，腋前线第5~6肋间、腋中线第6~7肋间、腋后线第7~8肋间或肩胛下角线第7~9肋间。可结合X线或超声波定位进行穿刺。

2.用物准备　胸腔穿刺针、碘伏消毒棉片、胶布、手套。

（四）胸腔穿刺的注意事项

（1）穿刺时应紧贴肋骨上缘进针，以免刺伤肋间血管和神经。嘱伤员避免咳嗽及转动身体，以免针头移动损伤肺。

（2）操作时注意严格遵守无菌技术，操作应熟练。

（3）操作时观察伤病员病情变化，有无心悸、晕厥等情况，必要时停止操作。

（4）操作中注意并发症的观察，如出现血胸并发症，可能是由于穿刺过程中刺破肋间动、静脉所致，应立即停止，观察伤病员反应。

（五）胸腔穿刺的现场救护护理要点

（1）穿刺点定位后，消毒皮肤，戴无菌手套，用利多卡因局部麻醉，左手绷紧穿刺部位周围皮肤，右手持穿刺针于穿刺部位上方垂直进针。左手示指与拇指固定针栓，右手抽出针芯。用胶布固定针栓。

（2）气胸抽气减压治疗，接注射器反复抽气，直至伤病员呼吸困难缓解。

（3）胸腔穿刺抽液需缓慢，治疗抽液量首次不超过600ml，以后每次不应超过600~1000ml，以免造成急性肺水肿。

（4）需向胸腔内注射药物时，将带药液的注射器抽少许胸液与药液混合后再行注入，以确保注入胸腔内。

（5）抽气或抽液减压完毕，拔出穿刺针，覆盖无菌敷料，稍用力压迫穿刺部位，以胶布固定，伤病员静卧。

（6）如需行胸腔闭式引流，用止血钳将引流管置入胸腔内3~4cm，并调整方向，外端接水封瓶，引流管缝合固定，覆盖无菌敷料并固定好。

六、导尿术

（一）导尿术的目的和意义

（1）为尿潴留伤病员引流出尿液，以减轻痛苦。

（2）监测尿量，抢救危重、休克伤病员时正确记录尿量，借以观察病情。

（3）手术前引流尿液，排空膀胱，避免术中误伤。

（4）疾病治疗需要，如某些泌尿系疾病手术后留置尿管进行膀胱冲洗、膀胱灌注等治疗。

（5）收集尿液标本做细菌培养。

（6）昏迷、截瘫或会阴部有伤口者保留导尿管以保持会阴部清洁、干燥。

（7）为患者测定膀胱容量、压力及残余尿量，向膀胱注入造影剂或气体等以协助诊断。

（二）导尿术现场环境评估

评估现场环境，确保救援医务人员及伤病员的生命安全。评估伤病员膀胱充盈度及受伤情况，时间及病情允许的情况下，可进行导尿术，导尿时注意保护伤病员隐私，注意保暖。

（三）导尿术前的准备

1.患者准备 评估伤病员膀胱充盈度及会阴部有无损伤情况，评估有无禁忌证，向伤病员说明导尿的目的、要求，取得配合。

根据伤病员性别、年龄、疾病选择合适的导尿管，儿童选6~12号导尿管为宜，成年男性选14~18号为宜，成年女性选16~18号为宜。初次留置导尿管者，不宜选过粗尿管，尤其是心梗患者宜选择较细的尿管；全身麻醉者、老年人尿道肌松弛，宜选较粗的尿管，一般为20~22号，以防漏尿。导尿管有单腔、双腔、三腔气囊导尿管，普通导尿常用双腔导尿管，三腔气囊导尿管适用于膀胱冲洗、前列腺电切手术。尿管的材质也不同，尿管尖端还分直头、弯头等。为防止导尿管滑脱，以选择硅胶气囊导尿管（16~18号）为宜。

一般伤病员导尿取仰卧位或截石位，意识不清、昏迷或体位受限的伤病员取平卧位。

2.用物准备 导尿包，内有无菌手套、尿管、洞巾、生理盐水注射器、碘伏棉球、润滑棉球、无菌引流袋等。

（四）导尿术的注意事项

（1）操作用物必须严格灭菌，操作过程必须严格遵守无菌操作原则，防止尿路感染。女患者导尿，尿管误入阴道时应更换尿管重新插入。

（2）注意保护伤病员隐私。

（3）选择光滑和粗细适宜的尿管，插管时动作轻柔，避免损伤尿道黏膜。

（4）第一次导尿不能超过1000ml，以防腹腔内压力突然降低，血液滞留在腹腔血管内，导致血压下降而虚脱，以及膀胱内压急剧降低导致膀胱黏膜充血而发生血尿。

（5）男性尿道有两个弯曲，三个狭窄，如插管时遇有阻力，特别是尿管经尿道内口、膜部、尿道外口的狭窄部，耻骨下弯、耻骨前弯两个弯曲，嘱伤病员缓慢深呼吸，慢慢插入尿管。

（6）拔除尿管后，观察伤病员排尿有无异常症状。

（五）导尿术的现场救护护理要点

1.导尿术的具体流程 协助伤病员取屈膝仰卧位，双腿略外展，暴露外阴，脱去远侧裤腿盖于近侧腿上，用衣物或棉被盖在远侧腿及上身。铺治疗巾或尿垫于臀下。备好弯盘于会阴部远端（现场没有弯盘时用黄色垃圾袋或其他物品替代），打开导尿包，取出清洗包，放在伤病员两腿之间，左手戴手套，撕开棉球包放于清洗盘内，右手持镊子。

男伤病员：先擦洗阴阜三下，再擦洗阴茎背面，顺序为中、对侧、近侧，各用一个棉球擦洗；左手持纱布提起阴茎并后推包皮，充分暴露冠状沟，夹取棉球自尿道口至龟头螺旋至冠状沟重复消毒3遍；将阴茎提起，用棉球自龟头向下消毒至阴囊处，顺序为中、对侧、近侧，将纱布垫于阴茎与阴囊之间。

女伤病员：消毒外阴，第一个棉球消毒阴阜三下，第二个棉球消毒对侧大阴唇一下，第三个棉球消毒近侧大阴唇一下，左手持纱布，拇指、示指分开大阴唇，第四个棉球消毒尿道口，第五个棉球消毒对侧小阴唇，第六个棉球消毒近侧小阴唇，第七个棉球消毒尿道口，第八个棉球消毒对侧小阴唇，第九个棉球消毒近侧小阴唇，第十个棉球消毒尿道口至肛门。

消毒后棉球置于会阴部远端弯盘内。清洗完毕后脱手套放于清洗盘内，将弯盘、清洗盘撤下。

再次洗手。在伤病员的两腿间打开导尿包，戴手套，打开洞巾，将大、小弯盘放在两腿间，小弯盘靠近尿道口（会阴部），取出消毒棉球、纱布、镊子放于小弯盘一侧；在大弯盘中检查尿管气囊是否漏气，取尿袋与尿管衔接置于大弯盘内备用；撕开石蜡油棉球袋，用石蜡油棉球润滑导尿管备用。

男伤病员：左手垫纱布提起阴茎，使之与腹壁呈60°角，暴露尿道口，右手持镊，用消毒棉球消毒尿道口及龟头四次，左手不动。

女伤病员：左手持纱布分开固定小阴唇，暴露尿道口，右手持镊，用消毒棉球由内向外消毒尿道口。第一个棉球消毒尿道口，第二个棉球消毒对侧小阴唇，第三个棉球消毒近侧小阴唇，第四个棉球消毒尿道口，左手不动。

消毒后棉球置于小弯盘另一侧，右手另换无菌持物钳持导尿管，轻轻插入尿道（女性4~6cm，男性16~22cm），见尿后将尿管尽可能地全部插入，普通尿管向气囊内注水10~20ml（特殊尿管见说明书），轻拉尿管有阻力感证明已固定好（男性患者回复包皮）。撕开洞巾，将尿袋通过腿下，如需固定，检查尿袋固定是否牢固。整理用物，协助伤病员穿裤子，整理衣物。观察尿色、尿量情况及伤病员主观反应。

2.留置尿管的护理　注意保持引流通畅，防止尿管打折、弯曲、受压、脱出等情况发生，保持尿道口清洁，保持尿袋高度低于耻骨联合水平，防止逆行感染，鼓励伤病员多饮水，密切观察尿液变化，在拔尿管前应训练膀胱功能。

第四节　现场基本救护技术

一、止血技术

出血是造成负伤人员早期死亡的主要原因之一，条件允许时应优先进行大出血止血。负伤人员多表现为脉搏快而弱，呼吸急促，意识不清，皮肤湿凉。快速判断出血部位与严重程度，选择相应方法进行止血，止血技术主要包括：止血带止血法、创面加压止血法、就便取材止血法及指压止血法。

（一）止血带止血

四肢大出血应尽快用止血带进行止血，常用止血带有旋压式止血带、充气止血带、卡式止血带、橡皮止血带等。

1.旋压式止血带止血　用于伤员四肢血管大出血的快速有效的止血。旋压式止血带由自粘带、绞棒、固定带和扣带环构成，通过转动绞棒可收紧或放松止血带，调整止血力度。具有止血效果确实、操作简单快捷等优点，便于自救互救。

操作方法：止血带置于伤口上方5~10cm，环绕肢体一周将自粘带插入扣带环内；拉紧自粘带，反向粘紧，转动绞棒，直至出血停止；将绞棒卡入固定夹内，多余自粘带继续缠绕后，用固定带封闭；记录止血时间。自救时，可预先将自粘带插入扣带环内成环状，套于伤肢快速止血。

2.充气止血带　充气止血带有压力表显示压力大小，压迫范围较大，压力均匀，止血效果好，将袖带绑在伤口近心端，通常成人上肢充气压力为40kPa，下肢为50kPa。

3.卡式止血带 卡式止血带由自动锁卡、锁紧开关和涤纶织带组成。操作简便，松紧度可调。出血伤口上方5~10cm处以纱布垫、衣物或三角巾等作衬垫；将涤纶松紧带头端（插入式自动锁卡）绕肢体一周，将自动锁卡插入锁紧开关内；一手按住锁紧开关，另一手拉紧涤纶带，直至出血停止，记录止血时间，注意观察末梢循环。扎止血带后避免触碰锁紧开关，防止止血带松开。放松时用手向后扳放松板，解开时按住按压开关即可。

4.橡皮止血带 橡皮止血带弹性大、止血效果好，但操作较复杂、易损伤皮肤。出血伤口上方5~10cm处以衣物或三角巾等作衬垫；一手夹持止血带头端10cm处，另一手拉紧尾端，平行绕肢体两周压住头端；尾端从止血带下牵出成环，将头端插入环内拉紧，记录止血时间。

止血带止血时应注意：止血带要扎在伤口上方，松紧适度，以出血停止为宜，上肢止血部位位于上臂中上1/3处，下肢止血部位位于股骨中上1/3处，尽量靠近大腿根部，止血效果好且不易损伤神经，不宜直接扎在皮肤上，应用衣服、三角巾、毛巾等做衬垫；为防止肢体缺血坏死，止血带使用时间不宜超过2小时，注意观察末梢循环，每次松开2~3分钟，放松止血带时动作应慢，防止止血带性休克；扎止血带后，不能被衣物、装具等遮盖。

（二）创面加压止血

适用于体表及四肢伤缓慢流出或渗出状出血，将敷料覆于伤口加压包扎即可止血，若效果不满意，用绷带或三角巾加压包扎止血。急救止血绷带由自粘弹性绷带、固定钩、敷料垫构成；敷料表面添加壳聚糖、海藻酸钙纤维等，具有促进凝血、抗感染等功效，且不粘连伤口；操作方法是将敷料覆于伤处，用力拉紧自粘绷带环形缠绕，将敷料完全覆盖，固定钩固定；三角巾是将敷料覆于伤处，折成比敷料略宽的条带压在敷料上；用力拉紧条带缠绕伤肢两周后打结。

注意伤口内有异物或骨折时不宜使用；若出血量大，可在敷料上加垫绷带卷等以提高加压效果；若条带很快被血液浸透，应尽快使用止血带。

（三）就便取材止血

无制式器材时可就便取材，如使用木棍或通条结合布条等绞紧止血。

没有清洁敷料时可用干净毛巾、衣物等按压止血，常用三角巾、布条、毛巾、衣物等做布条止血带，在伤口上方5~10cm处环绕肢体两周，打一活结，将木棒、筷子等充当绞棒插入活结下方偏外侧，提起、绞紧，至出血停止，使用活结环固定绞棒。

（四）指压止血

指压止血法是根据动脉走行位置，在伤口的近心端，用手指将动脉压向深部骨骼，阻断血液流通而达到止血目的。该方法是临时性止血方法，止血效果有限，且需要操作者熟悉动脉走向，适用于头颈、四肢止血。一般小动脉和静脉出血可用加压包扎止血法，如有四肢的大出血，可选用止血带止血。

1.颈动脉指压止血　适用于头面、颈部出血。方法是将负伤人员头部摆正，拇指由气管正中部位旁移2~3cm，将伤侧颈动脉压向第五颈椎。严禁同时压迫双侧颈动脉，压迫位置不可高于环状软骨，避开气管。

2.颞动脉指压止血　适用于头顶及颞部动脉出血。方法是用拇指或示指在耳前正对下颌关节处用力压迫。

3.颌外动脉指压止血　适用于颜面部出血。方法是用拇指或示指在下颌角前约半寸外，将动脉血管压于下颌骨上。

4.锁骨下动脉指压止血　适用于腋窝、肩部及上肢出血。方法是用拇指在锁骨上凹摸到动脉跳动处，其余四指放在伤员颈后，以拇指向内下方压向第一肋骨。

5.肱动脉指压止血　适用于手、前臂及上臂下部的出血。方法是将伤员上臂托起、外展，与肩同高，拇指按压肱二头肌内侧沟中点，将肱动脉压向肱骨。

6.股动脉指压止血 适用于下肢出血。压迫点在腹股沟韧带中点偏内侧下方，能摸到股动脉强大搏动；方法是双手拇指重叠，或用掌根，按压腹股沟中点稍下方，将股动脉压向耻骨。

7.桡、尺动脉指压止血 适用于手部出血。方法是用双手拇指分别按压腕部的桡、尺动脉。

二、包扎技术

包扎具有加压止血、保护伤口、减轻疼痛和防止感染等作用。常用包扎器材有三角巾急救包、急救创伤绷带、眼战伤包（内含眼罩）等，特殊情况下就便取材，可用毛巾、衣物等包扎。根据伤口大小及位置选择合适的包扎材料和方法。

（一）三角巾包扎

三角巾急救包内含三角巾和敷料，应用范围广泛，包扎方法多样。三角巾展开时为等腰三角形，顶角和一底角各有一条系带。根据受伤部位不同，可折叠成带式、燕尾式和蝴蝶式，用于全身各部位伤口包扎。

1.三角巾帽式包扎 适用于颅顶部创伤。将敷料覆于伤处，三角巾底边反折1~2横指宽，底边中点置于眉弓上缘，顶角经头顶垂于枕后；拉紧底边，经双侧耳上于枕后交叉，压住顶角，用力拉紧顶角以固定敷料、加压止血；将顶角一并绕至额部打结，位置不宜过高，防止滑脱。

2.三角巾眼部包扎 适用于眼部创伤、眼部贯通伤及眼球伤，有条件应使用眼罩，或使用纸杯等就便器材保护。将敷料覆于伤眼，三角巾折成约四横指宽条带，斜放于伤眼；下端条带从伤侧耳下绕至对侧耳上，在前额正中压住上端条带；上端条带反折覆盖另一眼，经健侧耳下至枕后，两端相遇打结。单眼包扎时，反折条带经健侧耳上绕行；禁止揉搓伤眼或对眼部施压。

3. **三角巾耳部包扎**　适用于耳部软组织创伤。将敷料覆于伤耳，三角巾折成约四横指宽条带，单耳受伤时，从枕后斜向前上绕行，包住伤侧耳，另一端条带经前额至健侧耳上，两端交叉于头的一侧打结固定，长端压住短端防止条带松脱，打结要避开伤口；双耳受伤时，条带中部放于枕后，两角斜向前上绕行，包住两耳，在前额交叉，以相反方向环绕头部，在两侧角相遇处打结。

4. **三角巾下颌部包扎**　适用于下颌部创伤及下颌骨折固定。将敷料覆于伤处，三角巾折成约四横指宽条带，取1/3处抵住下颌部，长端经耳前绕过头顶至双侧耳前上方，与另一端交叉，交叉点不能过高，防止条带松脱，然后分别绕至前额及枕后，于对侧打结固定。

5. **三角巾肩部燕尾式包扎**　适用于肩部创伤。单肩燕尾式包扎是将敷料覆于伤处，三角巾折成燕尾式，后角压前角，后角大于前角，燕尾夹角对准负伤人员伤侧颈部，平铺于敷料上方，拉紧两燕尾角于对侧腋下打结，再将两燕尾底角环绕上臂上1/3处相遇打结。双肩燕尾式包扎是将三角巾折成两尾角等大的燕尾式，燕尾夹角对准负伤人员伤侧颈部，左右双燕尾由前向后分别包绕肩部到腋下，在腋后打结固定。

6. **三角巾腹（腰）部燕尾式包扎**　适用于腹（腰）部创伤。伤员体位为屈膝仰卧位，以减轻腹部张力，将敷料覆于伤处，若有肠脱出时，应先放敷料，然后用碗或外腰带围成圈保护肠管，折成燕尾式，平铺于敷料上方，前角压后角，前角大于后角，两燕尾底角在腰背相遇打结，拉紧两燕尾角在大腿根部打结。

7. **三角巾胸（背）部包扎**　适用于胸（背）部创伤。将敷料覆于伤处，三角巾底边内折1~2cm，压住敷料，顶角朝上对准伤侧锁骨中线，拉紧两底角相遇打结，顶角系带越过伤侧肩部，与底边一并打结。

8. **气胸封闭式包扎**　适用于开放性气胸。迅速将三角巾包装皮内面贴紧伤口，覆盖敷料后，三角巾底边双层压迫敷料下2/3，顶角从伤侧越过肩上折向背部，两底角拉紧向背部相遇打结，顶角系带越过伤侧肩部，与底边一并打结。

9.三角巾手（足）包扎　适用于手（足）及指（趾）组织创伤。将敷料覆于伤处，三角巾底边向上横置于腕部或踝部，手掌（足底）放于三角巾正中，再将顶角折回盖在手背（足背）上，两底角交叉压住顶角，于腕部（踝部）一起缠绕一周后打结。

10.三角巾四肢包扎　适用于四肢及关节部创伤。将敷料覆于伤处，三角巾折成比敷料略宽的条带，条带中段斜放于肢体上，拉紧两端条带绕肢体一周后，避开伤口打结。

（二）急救创伤绷带包扎

急救创伤绷带，由头端套环、加压环、固定钩、敷料垫、弹力绷带等构成。适用于头、躯干、四肢等部位伤口包扎。具有适体性好、操作简捷等优点，自救时可单手完成包扎。

1.**急救创伤绷带头部包扎**　适用于颅顶部及颌面部创伤。将敷料覆于伤处，绷带经下颌环绕头部一周，卡入加压环后反折，拉紧绷带继续缠绕一周后，经眉上横向缠绕，将固定钩挂于上一层绑带上固定。缠绕时应避免压迫气管及遮盖负伤人员眼和口。

2.**急救创伤绷带环形包扎法**　适用于胸、腹和四肢部创伤。

（1）胸部包扎是将敷料覆于伤处，绷带卷经胸前缠绕一周后，卡入加压环后反折，拉紧绷带斜行至后背经健侧肩部再回至胸前继续缠绕数周，将固定钩挂于上一层绑带上固定。注意伤者的呼吸情况。

（2）腹部、四肢包扎是将敷料覆于伤处，将绷带缠绕伤口一周，卡入加压环后反折，拉紧绷带继续缠绕数周，保证绷带完全覆盖敷料垫，固定钩固定。

（3）四肢伤包扎是将伤肢套入绷带头端环内；拉紧绷带缠绕伤肢，使敷料完全覆盖伤处；固定钩固定。若为挤压伤伤员，不推荐使用急救创伤绷带。

3.**急救创伤绷带"8"字包扎法**　适用于肩、臀、腹股沟、膝（肘）关节创伤。

（1）肩部包扎是将敷料覆于伤处，绷带卷经伤侧腋下环绕肩部一周，卡入加压环后反折，拉紧绷带继续缠绕一周后，经对侧腋下返回，沿伤口行"8"字缠绕，固定钩挂于绷带上固定，包扎松紧适宜，不影响关节活动。

（2）腹股沟包扎是将敷料覆于伤处，绷带卷经臀下环绕一周，卡入加压环后反折，拉紧绷带继续缠绕一周后，经腰后至健侧髂前再返回，沿伤处行"8"字缠绕，固定钩挂于绷带上固定。

（3）膝（肘）关节包扎是将敷料覆于伤处，膝（肘）处于屈曲位，绷带卷经膝（肘）部环绕一周，卡入加压环后反折，拉紧绷带继续缠绕一周后，在膝（肘）部行"8"字缠绕，固定钩挂于上层绷带上固定。

（三）就便取材包扎

无制式器材时可就便取材，用毛巾、衣物等进行伤口包扎。如毛巾帽式包扎，适用于颅顶部创伤，将毛巾横放于头项，拉紧两边，包住前额及颅顶，用毛巾尾端打结。毛巾下颌部包扎，将毛巾折叠成约4横指宽的带形，一端系一短带，用毛巾的中间部分兜住下颌，两端上提，一端经头顶绕至对侧耳上，与另一端十字交叉后横向缠绕、打结。

包扎时应选用洁净器材，注意不触摸伤口、不轻易取出伤口内异物、不随意复位外露骨折断端、不送回脱出体外的脏器，条件允许时，及时换用制式包扎器材。

三、通气技术

灾害现场伤员常会出现气道阻塞而危及生命，影响预后，首先评估气道是否阻塞，可通过观察口鼻青紫、胸部起伏，倾听呼吸时的异常声音，有时会出现痰鸣音、鼾声等，感受口鼻处气流强弱，呼吸困难，频率加快等。对气道阻塞伤员应及时进行通气，解除阻塞，保持气道通畅，常用通气技术有手指掏出法、海姆立克法、仰头提颏法、仰头抬颈法、双下颏上提法、鼻咽通气道通气、气管插管通气。

（一）手指掏出法

适用于口腔异物造成的气道阻塞。将负伤人员头偏向一侧，打开口腔，用示指从上口角贴颊部深入伤员口咽，掏出异物。若伤员牙关紧闭，可用两拇指向下向前推移下颌关节促使嘴张开，或两示指从上口角贴颊部插入口腔顶住上下牙齿，两拇指与示指交叉用力打开口腔，徒手不能打开口腔时可用开口器，从白齿处放入开口器，顺时针旋转旋钮使口腔张开。

（二）海姆立克法

海姆立克法也称腹部冲击法，通过推压上腹部，造成人工咳嗽，以排出异物。适用于气管内异物造成的气道阻塞。伤员胸腹部严重损伤时禁用此法。

神志清楚、不完全气道阻塞的伤员可自救，负伤人员取前倾立位，以拳头、椅背、扶手栏杆等物体抵住上腹部，连续向内向上冲击挤压。

互救时施救者站在伤员背后，两臂从后向前环抱伤员，成弓步，使其臀部倚靠在施救者大腿上，伤员上体前倾，施救者一手握拳置于脐上两横指处，另一手抓握拳头，连续快速向内向上冲击挤压上腹部，使异物排出。若伤员意识不清，施救者应骑跨跪在伤员大腿两侧，用一手掌根部按于脐上两横指处剑突下，另一手掌按压在该手掌上，连续快速向内向上冲击挤压上腹部，使异物排出。

（三）仰头提颏法

适用于舌根后坠的昏迷伤员。伤员仰卧，清理呼吸道，手掌外缘下压伤员额头，另一手抬起下颏，使其头部后仰至下颏、耳垂连线与地面垂直，打开口腔。下颌损伤或骨折伤员禁用此法。

（四）仰头抬颈法

适用于舌根后坠的伤员。伤员仰卧，清理呼吸道，一手手掌外缘下压伤员额头，使头后仰，另一手将颈部向上托，解除呼吸道梗阻。颈部受伤尤其是疑似颈椎骨折的伤员禁用此法。

（五）双下颌上提法

伤员仰卧，清理口鼻分泌物及异物，将拇指放在两边颧骨上，向上推动下颌骨，将示指和中指放在下颌骨上，以同样的角度向上推动下颌骨，打开气道。下颌损伤或骨折伤员禁用此法。对疑似颈椎损伤的伤员使用此法。

（六）鼻咽通气道通气

通过鼻部将通气导管插入咽后壁，以解除伤员气道梗阻。首先评估伤员意识与呼吸，清除鼻腔分泌物；伤员取平卧位，头后仰；测量鼻咽通气管插入长度，鼻尖至耳垂的距离，选择合适型号，润滑管道；手持鼻咽通气管上1/3处，弯曲面朝上，轻轻捻动鼻咽通气管自一侧鼻孔沿鼻中隔向内推送，直到外露边缘紧贴鼻翼为止；如遇到阻力换至另一侧鼻腔放置；检查鼻咽通气管口是否有气流。

（七）气管插管通气

气管插管是解除呼吸阻塞的有效技术之一，是将特制的气管导管经口腔或鼻腔通过声门直接插入气管内的技术，常采用口咽部插管术，能快速建立人工气道，保持气道通畅，保证心、脑及其他重要器官的氧供。头面部损伤严重，有面部骨折、颈椎骨折或脱位，喉头急性炎症、严重水肿等情况，不宜行气管插管。

四、固定技术

骨折部位会出现疼痛、肿胀、肢体畸形、功能障碍等症状，固定主要是用于骨折急救，是为了减少骨折时疼痛，避免加重损伤，便于后送，若有伤口和出血，应先止血、包扎，再固定骨折部位。应熟练掌握骨折急救要点及固定方法，包括夹板固定法、健侧固定法和就便器材固定法，灾害条件下，夹板固定最佳。

（一）夹板固定法

卷式夹板是由可塑性材料制成，表面覆有软性材料，可根据需要弯曲、裁剪成各种形状，用于全身各部位骨折、关节伤、肢体挤压伤和大块软组织伤固定，以保护伤员，减少二次损伤。卷式夹板要塑形，夹板不与皮肤直接接触，长度要跨上下关节，关节部位加垫敷料，防止组织受压或固定不稳；固定松紧度及打结位置适宜，以免影响血液循环；绷带固定要先从骨折远端开始，以免伤肢充血水肿。

1.**上臂骨折卷式夹板固定** 伤臂屈肘90°，展开夹板根据上臂长度塑形后对折，一端置于腋下，一端置于肩关节，多余部分卷曲在肩关节，腋窝和肘关节处加衬垫，用自粘弹性绷带从骨折下端环形包扎2~3圈，再将绷带自下而上缠绕至肩关节为止，用绷带将伤侧前臂悬吊于胸前；或者将三角巾折叠成条带分别固定骨折上、下端，在夹板边缘打结，用三角巾将伤臂屈肘90°悬吊于胸前。

2.**前臂骨折卷式夹板固定** 伤臂屈肘90°，展开夹板根据前臂长度塑形后置于伤臂两侧掌、背部，前端跨过腕关节，后端兜住肘关节，夹板多余部分弯曲在手心处，关节部位加衬垫，用自粘弹性绷带从骨折下端环形包扎2~3圈，再将绷带自下而上缠绕至肘关节为止，用绷带将伤侧前臂悬吊于胸前；或者将三角巾条带分别固定骨折上、下端，三角巾展开包绕骨折两端关节将伤臂屈肘90°悬吊于胸前。

3.**小腿骨折卷式夹板固定** 取两块夹板展开塑形后置于小腿内、外侧，上端超过膝关节至少10cm，下端跨过踝关节，多余部分沿足底反折，在关节部位加衬垫，用自粘弹性绷带从骨折下端环形包扎2~3圈，再将绷带自下而上，在踝关节"8"字形旋转缠绕至膝关节上端为止；或者用三角巾条带依次固定骨折上、下端和膝关节，"8"字形固定踝关节，将三角巾中段放置在前脚掌正中，置于功能位，拉紧两端在足背交叉绕踝关节一周后于外侧夹板上缘打结固定。

4.**大腿骨折卷式夹板固定** 取两块夹板塑形，一块置于伤肢内侧，多余部分沿足底反折，一块置于伤肢外侧，上端至髋关节（髂嵴），下端至踝关节，在大腿根处夹板端及关节部位加衬垫，用三角巾条带依次固定骨折上、下端、髋关节、膝关节、踝关节，踝关节用"8"字形固定，脚掌与小腿成功能位。

5.锁骨骨折T形夹板固定　背后放一T形夹板，然后在两肩及腰部各用绷带包扎固定。

（二）健侧固定法

紧急情况下，可直接用伤员的健侧肢体或躯干进行临时固定。

1.上臂骨折健肢固定　将三角巾顶角朝上包绕肩、肘关节后，将上臂固定于躯干，用三角巾条带将前臂屈肘90°悬吊于胸前。

2.小腿骨折健肢固定　使负伤人员两腿并拢，在膝、踝关节和两小腿间填充衬垫，以健肢替代夹板，用条带依次固定骨折上、下端和膝关节，"8"字形固定踝关节。

（三）就便取材固定

无制式固定器材时可就便取材，如迷彩服、树枝、木板、书本等。

1.前臂骨折衣襟简易固定　伤肢屈肘90°，贴于胸前，伤侧衣襟向上反折，包绕伤肢，扣于对侧衣襟。也可将伤侧袖口纽扣扣于对侧衣襟。

2.下肢骨折树枝固定　将树枝置于腿外侧，其余操作同夹板固定。

3.头部固定　可用硬纸板、书本、沙袋等固定头部两侧，缝隙处用衣物填塞。

4.脊柱固定　颈椎骨折的伤员应头部制动或用颈托固定，整体移动伤员，使伤员平卧于床板或木板上；胸椎骨折使伤员俯卧于硬板上，不可移动；腰椎骨折平卧于硬板上，腰部加垫；脊柱骨折的伤员用条带将头、肩、胸、骨盆及下肢固定于硬板上。

五、搬运技术

搬运的目的是迅速、安全地将伤员搬至隐蔽地或送到上一级救治机构，以防止伤员再次负伤，并能得到及时的救治，应先止血、包扎、固定后再搬运。搬运方法应根据伤员情况、环境、现有器材和人力决定。搬运过程中，动作敏捷、一致，避免震动，掌握搬运技术、选择正确的搬运方法，避免再次损伤及由于搬运不当造成的意外伤害。

（一）脊柱损伤搬运

脊柱损伤可采取三人或多人搬运法、担架搬运法。

首先确保骨折妥善固定后进行搬运，搬运时严防颈部与躯干前屈或扭转，应使脊柱保持轴位。先将硬板或铲式担架置于伤员身边，然后由多人在伤员同侧，双手分别放在伤员肩、背、腰、臀、大腿、小腿等部位，一起用力，水平位抬上硬板或铲式担架。铲式担架是由铝合金制成的组合担架，沿担架纵轴分为左右两部分，使用时先将伤员置于平卧位，固定颈部，将担架左右两片从伤员身体侧面插入背部，在伤员不移动身体的情况下置于担架上，主要用于脊柱、骨盆骨折伤员。

禁止使用软担架搬运，防止进一步损伤脊髓造成瘫痪。也可用脊柱板固定后直接搬运，颈椎和高位胸脊椎骨折时，除头颈部、腰部、足踝部等要填塞固定外，还要有专人牵引头部，避免晃动。对于胸、腰椎损伤的伤员，在腰部垫软枕，以保持脊椎的生理弯曲。将伤员用条带将头、肩、胸、骨盆及下肢固定于硬板上，以免搬运途中颠簸。

（二）四肢骨折搬运

四肢骨折可采用徒手搬运和担架器材搬运。一定要先固定再搬运，搬运前后对比骨折远端肢体的感觉、活动、血运情况有无变化。

1.徒手搬运　上肢骨折伤员多能自己行走，可用搀扶法，搀扶伤员健侧。

单侧下肢骨折，健侧可行走，可用搀扶、双人扶腋下、三人搬运、多人搬运法；小腿骨折固定后常可用背、抱或双人搬运；双下肢骨折可用双人扶腋下搬运法、三人搬运、多人搬运法；大腿骨折禁用背、抱、拖拉法搬运，可用三人搬运、多人搬运法，多采用担架搬运。

2.担架器材搬运　四肢骨折伤员不宜使用床单、软担架搬运，易造成肢体的弯曲，若无其他器材时，一定要保持下肢平整。下肢骨折伤员常用担架搬运，无担架时可用硬板搬运。注意观察固定的肢体，定时检查末梢循环。骨折的肢体需放置在适当的位置，防止受压，关节及空虚部位用衬垫填塞，固定好，防止行进中的颠簸、撞击产生疼痛及再次损伤血管神经。

（三）车载和徒手搬运

1.车载搬运　救援人员借助担架、木板等器具搬运伤病员，迅速转移。救护车是灾害事故转运中常用的交通工具，随着时代的发展，救护直升机的使用也越来越广泛。救护车及飞机上均配置担架便于搬运，担架搬运对于全身各部位负伤、中重度骨折伤员进行搬运，是最常用的搬运方法。常用的担架有帆布担架、板式担架、铲式担架、充气担架、四轮担架等。近年来，担架发展迅速，种类繁多，更加智能化且注重模块化设计，搬运伤员十分方便、快捷。

不同的病情选用不同的担架和搬运方法，如下肢骨折伤员可用普通担架搬运，两人搬运时，单腿跪在伤员健侧，一人拖住头、肩背部，一人拖住腰、臀、膝下部，若伤员能合作，嘱其双手抱住担架人员颈部，这样互相协作，同时起立，将伤员轻放在担架上；而脊柱骨折时则要用硬担架或木板，颈椎和高位胸脊椎骨折时，还要有专人牵引头部，伤员上担架时，要由3~4人分别用手托伤员的头、胸、骨盆和腿，动作一致地将伤员平放到担架上，并加以固定。

根据伤员伤情取舒适体位，担架上的扣带固定好。伤病员头部向后，足部朝前，抬担架者行动一致，下坡或下楼时，前面的人要抬高，后面的人要放低，而上坡或上楼时则相反，使伤病员始终保持在水平位置，搬运过程中后面的担架员注意观察伤病员面色、反应。

要正确上、下救护车。救护车上多安置有轨滑行装置，上车时要注意伤者头在前，将担架放在轨道上滑入车内。如无此装置，救护人员应合力将担架抬起，保持头部稍高位抬入救护车内；担架上车后应予以固定，在车载搬运过程中，应使伤员的脚朝车行方向，头朝车行的相反方向，以免昏厥，加重病情；将担架抬下救护车时，救护人员要注意保护伤者，如从轨道上滑行，要控制好速度，保持担架平稳。

四轮担架可推着伤病员移动，推到救护车上可拆卸，方便搬运，能减少伤员搬运过程的痛苦及搬动不当的意外。

2.徒手搬运

（1）单人徒手搬运　常用搬运技术有匍匐搬运法和拖拽法，脱离险情后，可采用抱、扶、背、捐法搬运。

侧身匍匐搬运是施救者与负伤人员同向侧卧，伤肢在上，从身后抱起负伤人员腰部垫于大腿上，施救者一手经负伤人员腋下抱住对侧胸部或肩部，撑肘，目视前方，蹬足，匍匐前进。还可将伤员背驮于身后，救护者全身伏地，两腿分开，将伤员两腿置于中间，伤员两臂分别置于两肩，向前移动。背部、臀部损伤慎用匍匐搬运法。

捐法是一手将负伤人员两臂合拢握住绕过颈后，施救者成弓步，上体向前屈曲，另一手抓握负伤人员膝部，两手协力，将负伤人员捐于双肩，快速前进，胸、腹部损伤慎用，脊柱损伤禁用此法。

对于神志清楚、不能行走的轻伤伤员可将其抱起，能行走的轻伤伤员可扶持行走。

（2）双人徒手搬运　有椅托式、拉车式、平抱平抬式等。拉车式搬运，负伤人员前后方各一名施救者，前者位于负伤人员两腿之间，双手穿过膝下抱住膝关节，后者双手从负伤人员腋下穿过，在胸前交叉抱紧，两人协力将负伤人员抬起，在前者引导下屈身前进。脊柱损伤禁用此法。

（3）多人徒手搬运　是多人并排或面对面用手平托伤员，步调一致移动伤员的方法，其中一人负责固定伤员头部。

第六章　应急创伤并发症的护理

第一节　休克

休克是由各种致病因素引起的临床综合征，主要表现为有效循环血容量急剧下降、组织灌注不足、细胞代谢障碍和器官功能受损等。临床上一般采用病因分类，将休克分为五大类：低血容量、感染性、心源性、神经性、过敏性休克。外伤、失血引起的休克，都被划为低血容量休克。造成灾害条件下人员死亡的原因主要是创伤性休克。

创伤性休克是由于剧烈的暴力打击或撞击、重要脏器损伤、大量出血使有效循环血量急剧下降，以及多种因素的综合形成，如剧烈疼痛、恐惧等，常见于多发性骨折、挤压伤等严重创伤。此外，如合并多处骨折、高位截瘫等严重外伤，呼吸功能紊乱、血管神经调节功能紊乱等也是诱发休克的原因。此外，精神紧张、体力消耗大、过度疲劳、饥饿、脱水、酷热、寒冷和感染等，都是创伤性休克的诱发因素。腹部损伤、骨盆损伤、胸腔穿透伤等均有较高的休克发生率。

一、休克的原因及分期

1.休克的原因　休克是机体对有效循环血量急剧下降的反应，是机体因组织灌注不足而导致的机体缺氧代谢障碍和器官受损的过程。身体受到严重创伤后，出现血容量急剧下降的常见原因有：①身体重要的实质性脏器，如心脏、大血管损伤，造成大量失血或血浆大量外渗，而没有得到及时纠正。②肢体挤压受伤后，血浆大量从软组织血管外渗到组织间隙。③弥散性血管内凝血或肺小动脉栓塞（组织碎片、脂肪粒、微血栓等）引起血流障碍，使回心血量减少，左心排出量减少。

2.休克的分期 引起休克的原因复杂多样，休克时身体的变化属于微循环障碍。根据微循环的变化，休克可分为三个阶段：早期休克（微循环收缩期）、中期休克（微循环扩张期）、晚期休克（微循环衰竭期）。

二、休克的临床表现及分级

1.休克的临床表现

（1）意识改变 休克初始阶段，患者会有情绪烦躁，呼吸浅而且快，心率变快，初始血压值正常，脉压小，脉快且弱。收缩压＜90mmHg、脉压＜20mmHg，是休克的表现。此时开始救治，休克可逆转。这时如果立即治疗，往往会向可逆性方向发展。

（2）皮肤颜色及温度的变化 观察肤色的主要部位是脸颊、嘴唇及甲床等部位。休克初期皮肤黏膜苍白，伴有斑纹，微血管充盈时间延迟到1分钟以上，为微循环血流淤滞之征，应特别注意。休克后期由于缺氧和瘀血，皮肤颜色青紫，有时四肢皮肤会出现灰白色的斑点。肤色的改变常出现在血压、脉搏变化之前，而在之后又会有所恢复。休克时可降低肢端温度，使躯干温差变大。休克早期的温度降低仅限于手指和脚趾，晚期则出现四肢冰凉的症状。温差的缩小或增大，可以作为判断周围循环注血的一个参照物。

（3）脉搏 ①脉率增加可作为休克的早期诊断依据之一。休克初期，患者脉搏细且快，会经常大于每分钟120次。②脉搏弱。③脉搏慢，见于休克晚期心力衰竭时。④心律失常。

（4）血压变化 血压过低是诊断休克的重要指标，但并非早期指标。

（5）呼吸频率和幅度的变化 无呼吸道梗阻时，休克初期呼吸浅而快，随着休克的进展而发生代谢性酸中毒，呼吸深而大，严重者呼吸深而缓；休克晚期由于"休克肺"及心衰的发生，呼吸速度较浅，呼吸困难进行性加重，甚至一度极度窘迫。

（6）尿量变化 肾脏是休克发展过程中内脏器官中受神经和内分泌反应影响比较显著的器官之一。尿量是观察毛细血管灌注，提示肾脏血流灌注情况的一个简单而有效的指标。

（7）颈静脉及周围静脉变化 休克时静脉萎软，血容量补充后可重新充盈。如颈静脉怒张，提示过度输液或心脏功能不全。

2.休克的分级 休克在发展过程中由于轻重不一，临床上常将其分为轻中度、重度和极重度，以确定治疗方案。

三、救护措施

救护原则：创伤性休克损伤严重，在受伤后1小时内其生命体征就会表现出很大的变化，因此国际急救界有"受伤后黄金1小时"的专业急救理念。休克的治疗重点是恢复灌注和提供足够的氧给组织。近年来强调氧供应和氧消耗超常值的复苏概念，最终目的是防止多器官功能障碍综合征（multiple organ dysfunction syndrome，MODS）或多器官功能衰竭（multiple organ failure，MOF）。

（一）现场急救

1.抗休克体位 抗休克体位，指的是将头和上身抬高20°~30°，下肢抬高15°~20°。保持安静，禁止突然变换姿势、少走动。在传递途中尽量防止颠簸。出现呕吐时头偏向一边。对有骨折的患者，要因地制宜地进行有效固定，有开口的伤口要妥善处理。目前认为，头低能影响呼吸的容积，使肺出现淤血的情况。现在提倡头胸稍抬高，可避免腹腔脏器压迫横膈而影响呼吸，以利静脉回流。

2.快速补充血容量 平衡盐液是首选，等渗盐水或葡萄糖盐水、全血次之，电解质液与胶体液的比例应为3：1。递补的原则是"需要多少补多少"，边调边看边输入。

（1）正确建立静脉通路 选择避开伤口的静脉，当头、胸部、上肢有伤口时，应选择下肢穿刺；腹部、盆腔、下肢有伤口时，选择上肢穿刺；四肢受伤时，选择颈外穿刺。穿刺部位应避免在关节上方，以防关节在活动过程中出现滑脱现象。

（2）准确控制输液速度　尽快恢复有效循环血量是抗休克的根本措施。因此，应尽快用16号以上的留置针，在周围静脉建立两条以上的静脉通道，进行加压、输液等操作。当外周静脉穿刺困难时，应立即对其进行深静脉置管，以确保液体的迅速输入。

3.维持呼吸功能　及时清除呼吸道血块、异物及分泌物，给予雾化吸入，协助翻身叩背，鼓励患者咳嗽排痰，必要时吸痰，舌后坠时用舌钳拉出固定。观察有无急性呼吸窘迫综合征的呼吸频率、深浅度、血气分析及高危征兆，以便早期行气管插管或切开，给予呼吸机辅助呼吸。

4.用药护理

（1）血管活性药物

1）熟悉血管活性药物的药理作用、常用剂量和方法。微循环在休克时处于收缩状态，故血管扩张剂一般要用，血管收缩剂要慎用。血管扩张剂常用硝普钠、苄胺唑啉；血管收缩剂常用的有去甲肾上腺素、间羟胺、多巴胺等。

2）药量要精准。选择输液泵、注射泵用药，泵入速度均匀。

3）使用血管活性药物时的注意事项：①小剂量、低浓度开始，缓慢输入。②随时观察输液部位是否红肿疼痛，怀疑有外渗时应马上更换输液部位，以免药液漏入皮下组织而引起组织坏死。③使用血管活性药物要密切监测血压，根据血压的高低调整药物的浓度和滴数，以免出现剧烈的血压波动。④密切观察患者微循环的改变，如体温、皮肤的湿度、颜色的变化，尿量应大于30ml/h。⑤使用血管扩张药物时，心率要控制在每分钟120次以下。⑥血压平稳6~8小时后病情无变化者，可考虑减少用药剂量，不可骤减猛停。

（2）激素药　观察患者血压、脉搏的改变，病情好转时立即停药。同时注意观察是否出现消化道出血、浮肿等不良反应。

（3）抗生素　及早选用有效足量的抗生素，以控制局部及全身感染，选用静脉给药，切忌肌内注射及口服。可先使用广谱抗生素，再根据细菌培养、药敏试验等结果进行相应调整。尿少或肾功能不全时，应调整抗生素剂量，以防蓄积引起中毒。

（4）纠正酸碱平衡紊乱的药物　①目前在处理酸碱平衡时，主张宁酸不碱。②根据病情及检验结果决定碱性药物的应用，使血浆的二氧化碳结合力维持在20mmol/L左右。

5.配合医生处理原发损伤　对心搏、呼吸骤停者，马上进行心肺复苏术。对骨折出血的伤口，要加压包扎、止血、固定，使体表出血得到控制。如果外伤后引起内脏破裂出血，要立即做好手术前的交叉配血、备皮、皮试和各种导管的留置等准备工作。

6.营养支持　重伤者往往合并酸碱失调和电解质紊乱，机体处于高代谢和负氮平衡状态，导致机体大量消耗体液，免疫力下降，容易出现各种并发症，所以一旦循环呼吸顺畅，也就是营养支持开始了。目前提倡在病情允许时，以肠内营养为主、肠外营养为辅。

（二）病情监护

1.意识　注意患者意识的改变。如果意识清楚，对外界刺激能正常反应，说明患者的循环血量已基本够用；如果表情淡漠、烦躁不安、神志不清或昏迷不醒，反映的是大脑因循环不良而发生障碍。

2.体温　体温过低是创伤性休克的主要症状之一。根据患者情况将室温调高，盖上毯子，但不能用热水袋和电热毯在体表上加温。

3.脉搏　休克时脉搏变化比血压变化更明显，血压还没降下来，脉搏就已经加快了；血压仍较低，但脉率已恢复，并伴有肢体温热者，往往预示着休克趋于好转。休克指数常用脉率/收缩压来计算，以帮助判断休克是否严重。休克指数正常值为0.5；当>1时，提示有休克；当>2时是严重休克。

4.血压　监测血压，应定时测量、进行比较。当收缩压<90mmHg、脉压<20mmHg提示出现休克。

5.呼吸 观察呼吸频率、节律、幅度的变化。观察口唇、末梢是否存在发绀，也应注意监测经皮血氧饱和度、PaO_2、$PaCO_2$ 等血气值的变化。若 $PaCO_2 > 6.6kPa$，$PaO_2 < 8kPa$，提示有呼吸窘迫综合征，立即配合行气管插管，给予机械通气。

6.准确记录24h出入量 疑似休克或确诊休克者，应留置导尿管，每小时监测尿量，记录在案。若每小时尿量 < 20ml，表示肾灌注严重不足；若每小时尿量为 30~50ml，表示肾灌注良好。

7.皮肤和肢端温度 休克初期只有面色苍白、手足发凉。如果皮肤温度下降，范围扩大，超过肘部和膝部，就说明休克加重了。当患者皮肤由苍白转为青紫时，提示进入重度休克。出现皮下瘀斑，注射部位出血，输液针头容易堵塞，这就预示着有弥散性血管内凝血的可能。

8.中心静脉压（central venous pressure，CVP）监测 CVP反映全身血容量与右心功能之间的关系，其正常值为 0.49~0.98kPa（5~10cmH$_2$O）。休克时血容量不足，CVP降低，小于0.49kPa；休克并发心功能不全时，CVP升高，大于1.47kPa；休克伴充血性心力衰竭时，CVP超过1.96kPa。

9.其他 疑因腹腔内出血导致低血容量性休克时，应注意观察腹部是否有压痛、肌肉紧张和运动的浊音。有无外伤或骨折引起的变化，注意四肢躯干有无挫伤、撕裂伤、瘀斑及骨关节有无异常。

（三）心理护理

在灾难条件下，患者不仅身体受到伤害，精神上也受到极大刺激，处于身心俱损的状态。对于患者来说，如果不及早进行心理干预，其中一些人可能会出现严重的、长期的心理障碍，而这种心理伤害会成为伤者的二次灾难，其打击程度不亚于身体受伤。

突发创伤性事件引发休克，起病急骤，患者大多缺乏心理准备，加之对病情转归不利的担心，抢救过程中的紧张气氛，以及使用各种监护仪器等，都有可能刺激患者产生恐惧、无助甚至心理障碍。在抢救休克时，护士要情绪稳定，技术熟练，用通俗易懂的语言说明休克的可治疗性以及采取各种救护措施的必要性，减轻患者的心理压力，以便以良好的精神状态配合治疗。心理支持干预最好在受伤后7天以内。可使患者在倾诉自己感受的同时，得到他人的安慰，消除灾后患者可能出现的各种不良心理应激反应和行为。

在心理疏导过程中应注意：①要俯身凝视患者，耐心倾听患者的诉说，不要随意打断其说话。②不要主动让患者述说惨状，不谈及失踪、罹难的亲人，以免再次造成创伤。③要有同理心，根据不同民族、年龄、性别、性格、文化程度对患者进行心理疏导，对患者的正常感受不要拒绝。

四、预防

1.预防皮肤完整性受损　休克患者活动受限，末梢循环差，易造成压力性溃疡，应及时帮助更换体位，取放便器时要轻柔，切忌拖拉，可给患者使用气垫床等。

2.预防和减少多器官功能障碍综合征的发生　在早期处理原发损害和抗休克的基础上，积极预防感染，全面监测，及早发现衰竭征象，可预防和减少严重创伤引起的多器官功能障碍综合征的发生。

第二节　感染

一、破伤风

破伤风是破伤风杆菌芽孢经微小创口侵入人体，破伤风外毒素阻断了中枢神经系统的抑制路径，以肌痉挛和自主神经功能障碍为主要表现的一系列临床症候群。

破伤风杆菌及其毒素不能侵入正常皮肤黏膜，所以伤后均发生破伤风。所有开放性损伤都有可能发生破伤风。本病多见于战时和平时发生的意外创伤，也可发生于产妇和新生儿在不洁条件下分娩，病死率较高。

（一）病因与发病机制

破伤风杆菌是一种 G^+ 厌氧性梭状芽孢杆菌，土壤和粪便是它重要的传染源，具有耐煮、耐干热、耐潮湿的作用，只有在缺氧的环境下才能繁衍后代。伤口较深、污染较重的人出现破伤风的可能性大大增加。

在机体缺氧的环境下，破伤风杆菌的芽孢发育成增殖体，繁殖速度快，产生大量强烈的外毒素。外毒素有痉挛毒素和溶血毒素两种，主要起作用的是痉挛毒素，它对中央神经系统有一种特殊的亲和能力，是直接导致肌肉紧张和痉挛的原因。

本病的致病机制主要是毒素与灰质突触小体膜的神经节苷脂结合，阻止突触释放抑制性传递介质，从而使 α、γ 运动神经系统失去控制，引起特征性全身横纹肌痉挛、强直，出现不协调运动。此外，痉挛毒素还会阻断周围神经肌肉的结合点，可以直接作用于肌肉，产生肌肉收缩的作用。

（二）临床表现

1. 潜伏期　长短不一，6~12天，潜伏期越短者，预后越差。

2. 前驱期　大多数在12~24小时之间，其症状有全身乏力、头晕、头痛、烦躁不安、咀嚼无力、局部肌肉发紧、扯痛、下颌僵硬、张口不便、吞咽困难、咀嚼肌和颈项肌紧张或酸痛等。

3. 发作期　任何光、声、接触、饮水、注射等轻微刺激均可诱发强烈痉挛发作。每次发作时间从几秒到几分钟不等，间隙期长短不一，频繁发作者往往提示病情严重。

4. 恢复期　病程一般为3~4周，在破伤风痊愈后的一段较长时间内，部分肌群仍可出现紧张和反射性亢进。

肺不张、肺炎是常见的并发症。此外，还会出现骨折、尿潴留、呼吸性酸中毒、代谢性酸中毒、心跳过速、心力衰竭等，严重者还会出现休克或心跳停止的情况。

（三）诊断

破伤风的临床症状比较典型，不存在诊断困难的问题。诊断时应注意与脑膜炎、低钙性抽搐、狂犬病、精神病等导致的张力障碍反应鉴别。

（四）治疗措施

（1）保持呼吸道通畅，防止窒息。把握指征及时切开气管，以改善通气，同时注意清除呼吸道分泌物，清洁导管，吸入雾化气体并定时滴入抗生素溶液，必要时可进行人工辅助呼吸。

（2）患者应住在隔离病室内，控制和解除肌肉痉挛，避免光、声等刺激，避免无谓的侵入性操作和惊扰。根据病情可交替使用镇静、解痉药，减轻患者痉挛、疼痛。可选用的药物有安定类、水合氯醛类、硫喷妥钠类等。

（3）中和游离毒素：破伤风抗毒素（tetanus antitoxin，TAT）的用药方法有肌内注射、静脉给药、鞘内注射等。

（4）全身支持治疗：反复痉挛和肌肉持续收缩引起体内消耗严重，应注意营养（高热量、高蛋白、高维生素）的补充和水、电解质的平衡，必要时鼻饲和静脉营养可用于治疗。

（5）预防并发症。

（五）护理措施

1.接触隔离　患者要安排住单间，室内要保持安静，避光；尽量使用一次性医用物品，用物及敷料集中焚烧。重复使用的换药器具等，使用后要加倍消毒。

2.中和毒素　使用TAT前一定要先做过敏测试。传统的皮试方法假阳性率较高，如厂家生产的药液量不足、一次性注射器存在无效腔、皮试观察时间过短、皮试结果判断标准过于简单等，都造成了皮试浓度过高的问题。护士在手术过程中要高度重视。

对皮试阳性者，应当给予脱敏注射，即将1ml TAT用等渗盐水稀释10倍，每隔30分钟依次皮下注射1ml、2ml、3ml、4ml。若此法仍造成过敏反应，可用人体破伤风免疫球蛋白作深层肌内注射。

3.严密观察病情变化　密切注意抽搐发作的持续和间歇，可遵医嘱在抽搐发作时给予镇静药物。患者用牙垫，床边加护栏，防止意外。床旁准备气管切开包和吸氧设施，使呼吸道保持畅通。已做气管切开者，按气管切开护理常规护理。

4.配合医生进行充分清创　反复用过氧化氢或高锰酸钾溶液冲洗，湿敷。创面清创后保持开放状态。

5.人工冬眠治疗过程中做好监护　遵照医嘱注射冬眠药物，补充水和电解质，重者留胃管在抗痉挛药物控制下用于鼻饲，或给予胃肠外高营养。协助患者咳嗽排痰，以免引起肺部感染。留置导尿管。

（六）防护措施

1.彻底清创　在受伤初期彻底清创伤口，是预防破伤风的关键一环。一般小伤口较浅者，可用清水或肥皂水将伤口外的泥、灰冲洗干净，有条件者可在伤口涂上碘酒或云南白药等消毒药品，再用干净的布盖在伤口上，轻轻包扎即可。当创面较大、较深时，可用3%过氧化氢溶液和甲硝唑溶液反复冲洗，清除所有坏死和无活力组织，排除异物，将创面打开。

2.主动免疫　注射TAT，使机体产生抗体，达到免疫的目的，是目前最有效、最可靠、最经济的预防方法。一般前后共注射3次，每次0.5ml。

3.被动免疫　对伤前未进行主动免疫的患者，伤后应及早采取联合免疫措施。TAT血清制剂易发生变态反应，注射前需常规做皮内敏感检查，若阳性则应用脱敏法注射。

二、气性坏疽

气性坏疽是由梭状芽孢杆菌侵入伤口而引起的以肌坏死或肌炎为主要表现的急性特异性感染，又称梭状芽孢杆菌肌炎或肌坏死，以创伤后伤部严重的肌肉组织开放性挫伤多见。

（一）病因与发病机制

气性坏疽的病原菌是一组 G^+ 梭状芽孢杆菌，最常见也最重要的是产生气荚膜梭状芽孢杆菌。其生物特性是在缺氧和失去生命的组织中易于生长和繁殖。这种细菌广泛存在于泥土和人畜粪便中，极易污染创伤伤口，在适宜的条件下，可在局部生长繁殖并产生多种外毒素和酶，损害人体。其中 α 毒素是一种致命的坏死性溶血毒素，能裂解卵磷脂，破坏多种细胞的细胞膜，如红细胞、组织细胞、血管内皮细胞等，造成溶血、组织坏死和血管通透性增高，引起水肿。

（二）临床表现与诊断

创伤并发气性坏疽的时间一般在伤后1~4天，但也有短至6小时以内者。

1.局部表现 伤口剧烈疼痛是最先出现的症状。早期感觉伤肢沉重，以后出现剧烈的胀裂样疼痛，用止痛药治疗无效。创面周围浮肿，皮肤苍白、紧绷、光亮，皮肤表面有大理石样的斑纹。伤口有大量浆液性或恶臭血性渗出物，并有气泡冒出。触诊肢体有捻音（也叫握雪感）。伤口肌肉大量坏死，呈砖红色，没有弹性，切开时没有收缩，也没有流血，最终变成黑色腐肉。

2.全身严重毒血症表现 唇、皮肤苍白，神色淡漠，精神恍惚，烦躁不安，气急，脉数无力，节律不整，体温不高但脉极快。由于毒血症加重，体温可高达40℃以上，继而出现昏迷、严重贫血、多脏器功能衰竭。

（三）诊断

本病的早期诊断非常重要。由于病灶进展非常迅速，拖延24小时的诊断时间就足以致命。早期诊断的三个主要依据是：伤口周围有捻音，创面渗出液体涂片可见 G^+ 短粗杆菌，X线平片检查发现肌群有积气阴影。

（四）治疗措施

1.手术治疗 一旦确诊，立即进行急诊手术。即使患者处于濒死状态，在抢救休克的同时，也要马上手术。彻底清创引流，最大限度切除坏死组织，切开筋膜缓解压力，是治疗的关键所在。

术前静脉大量应用抗生素（青霉素、甲硝唑），输血输液，纠正酸碱不平衡。尽量缩短术前准备时间。手术采取全麻方式，严禁伤肢使用止血带。

手术方法是在病变部位进行广泛、多处的纵行切开，将坏死不出血的组织全部快速切除，直到颜色正常，出血量良好的正常组织为止。如果整个肢体肌肉都已受累，则应在健康部位做高位截肢手术，并开放残端，不进行缝合手术。手术后创面保持开放状态，用过氧化氢溶液浸泡纱布覆盖，每日更换数次，直至控制创面感染。

2.抗生素治疗 术后继续应用青霉素、甲硝唑大剂量治疗。

3.高压氧治疗 旨在提高组织含氧量，造成不适宜细菌生长繁殖的环境，可作为辅助治疗。

（五）护理措施

（1）接触隔离 将患者放在单人病房内，尽量使用一次性医疗用品，对用过的一次性医疗用品和敷料进行焚烧处理，重复使用的换药、手术器械等，用后灭菌次数增加一倍。病房内空调封闭，禁止使用，防止病菌在空气中传播。净化室内空气，按时开窗通风，每天3次，每次1小时。每天用1000mg/L有效氯消毒剂、3%过氧化氢交替擦拭地面2次，湿度保持在50%~60%。医务人员应严格按照规范做好个人防护工作。

（2）遵照医嘱按时按量进行抗感染药物治疗和高压氧治疗。

（3）协助医生扩大创面，用大量氧化剂冲洗创口，切除坏死组织和受累肌肉，切口不拆线敞开，患肢固定抬高。

（4）严密观察创面切口是否有渗血、渗液、恶臭及创面周围组织病变。对创面红肿或疼痛较重者，应密切监护，记录疼痛特征和发作情况，遵医嘱给予止痛药；观察创面分泌物、引流物的性状，并留取标本作细菌培养及药物敏感测试。

（5）术后禁食1~2天，待肠蠕动恢复后，可进流质饮食，3~4天可进软食。给予高蛋白、高热量、高维生素饮食；注意水和电解质的平衡。

（6）伤口愈合后或创面清洁，无坏死组织，分泌物厌氧菌培养阴性3次，全身症状消失时，隔离可解除。

第三节　出血

正常成人全身血量占体重的7%~8%。体重60kg的人，血量为4200~4800ml。若失血量≤10%（约400ml），可能有轻度的头晕、交感神经兴奋症状或无任何反应；失血量达20%左右（约800ml），会出现失血性休克的症状，如血压下降、脉搏细速、肢端厥冷、意识模糊等；失血量≥30%，伤员将发生严重的失血性休克，不及时抢救，可在短时间内危及伤员的生命或产生严重的并发症。因此，在保证呼吸道通畅的同时，止血要及时准确。

一、出血部位的判断

各种外伤一般伴随出血，可分为内出血和外出血两种情况。内出血是指血液流动到体腔或组织间隙；外出血是指血液自创面流出。现场急救止血主要适用于外出血，是紧急止住周围血管外伤出血。对于患者来说，除了判断是否有出血外，还要判断血管出血是什么部位、什么性质，这样才能采取正确有效的止血方法。

1.动脉出血　血色鲜红，血液随着心脏的收缩而大量涌出，呈喷射状，出血速度快，血液大量流出。

2.静脉出血　血色暗红，血液慢慢流出，出血速度较慢，呈不断涌出状态。

3.毛细血管出血 血色鲜红，呈星片状渗出，能自行凝固止血。如果伴有较大伤口或创面，处理不及时，也可造成失血性休克。

夜间抢救，出血性质不易分辨时，应从脉搏的强弱、快慢、呼吸是否浅快、神志是否清醒、皮肤温度和衣服被血浸湿等方面判断患者出血的程度和部位，并迅速止血。

二、止血方法的选择

心脏出血的部位、性质不同，危险程度也不一样，止血的方法也有差别。原则上应根据出血部位和现场具体情况选择最佳方法，采用急救包、消毒敷料、包扎等方法止血手术。紧急情况下，现场任何清洁、合适的物品都可以临时借用作为止血的物品，如手帕、毛巾、布条等。小伤口出血，只需用清水或生理盐水冲洗干净，用消毒纱布、化妆棉盖好，然后用绷带加压缠绕就可以了。

静脉出血，除了应用包扎止血的方法外，还可以对伤口进行压迫止血。用手或其他物品在包扎伤口上方的敷料上加压，使血流减慢，容易形成血凝块。较深的部位如腋下、大腿根部等，可将纱布填入创口，然后加压包扎。抬高受伤部位，还有利于静脉出血止血。动脉出血应先用指压法止血，视情况再改用加压包扎法、填塞止血法或止血带法等其他方法进行止血。

三、常用止血方法

1.指压法 顾名思义，就是用手指、手掌或拳头压迫伤口的近心端动脉经过骨骼表面的部位，阻断血液的流通，从而达到暂时停止出血的目的。适用于中等或较大动脉的出血，静脉、微血管出血范围较大。指压法止血属于应急措施，由于动脉有侧支循环，所以作用有限，应根据现场情况及时改用其他方法止血。实行指压法止血，四肢等部位的血管行径、体表标志要正确掌握。常见部位的指压点及方法如下所述。

（1）头顶部出血　按压同侧耳屏前方颧弓根部的搏动点（颞浅动脉），将动脉压向颞骨。

（2）颜面部出血　按压同侧下颌骨下缘、咬肌前缘的搏动点（面动脉），将动脉压向下颌骨。

（3）头颈部有出血　用拇指或其他四指按压同侧气管外侧与胸锁乳突肌前缘中点（颈总动脉）之间的强搏动点，向第五颈椎横突处用力按压。压迫颈总动脉止血要谨慎，绝对禁止双侧颈总动脉同时压迫，以免造成脑缺氧。

（4）头后部出血　按压同侧耳后乳突下稍后方的搏动点（枕动脉），将动脉压向乳突。

（5）肩腋部出血　压迫同侧锁骨上窝中间的搏动点（锁骨下动脉），压动脉到最深处的第一肋骨处止血。

（6）上臂出血　外展上肢90°，在腋窝中点用拇指将腋动脉压向肱骨头。

（7）前臂有血液流出　用力按肱二头肌内侧沟中间搏动点（肱动脉），用四指指腹向肱骨干压迫动脉。

（8）手部出血　压迫手腕横纹稍上处的内、外侧搏动点（尺、桡动脉），将动脉分别压向尺骨和桡骨。

（9）大腿出血　压迫腹股沟中点稍下方的强搏动点（股动脉），可用拳头或双手拇指交叠，用力向耻骨上方压迫动脉。

（10）小腿出血　在腘窝中部压迫腘动脉。

（11）足部出血　压迫足背中部近脚腕处的搏动点（胫前动脉）和足跟内侧与内踝之间的搏动点（胫后动脉）。

2.加压包扎法　体表及四肢伤出血，多可用加压包扎，四肢抬高，以达到暂时止血之目的。用急救敷料压迫创口加压包扎可以止血，如果效果不满意，可以再加敷料加压包扎，用绷带或叠成带状的三角巾进行包扎。包扎时敷料要垫厚，压力要适当，包扎范围要大，同时将患肢抬高，以免引起小动脉、小静脉出血。

3.填塞止血法 将无菌敷料填入创面内压紧，再加敷料，加压包扎即可。此法适用范围有限，仅用于腋窝、肩膀及大腿根部出血。采用指压法或加压包扎法难以止血时使用，清创取出填充物时再次大量出血的可能，应及早进行彻底止血手术。

4.屈曲肢体加垫止血法 多用于肘部或膝关节以下出血，无骨关节损伤时可用。在肘窝或脚踝处放一条绷带卷，然后用力弯曲关节，用绷带和三角巾扎紧。这种方法伤员痛苦较大，有可能压迫到神经、血管，而且不方便搬动伤员，因此不宜首选。对于怀疑有骨折或关节损伤的伤员，不能使用这种方法。

5.止血带止血法 适宜四肢较大动脉出血者使用。当采用加压包扎或其他方法不能有效止血而危及生命时，可采用此法。特制的制式止血带有橡皮止血带、卡式止血带、充气止血带等，用充气止血带效果更佳。遇到紧急情况，也可以用绷带、三角巾、布条等来替代。使用时，应先在止血带下面垫上衬垫。几种常用的止血带止血法如下所述。

（1）勒紧止血法 先在创口上部用绷带、带状布或三角巾折成带状，将伤肢勒紧，扎二道。第一条作为衬垫，第二条按在第一条上适当地勒紧止血。

（2）绞棒止血法 将折成带状的三角巾平绕伤肢一圈，两端向前拉紧打活结，并在一头留出一小套，用小木棒、笔杆、筷子等做绞棒，插在带圈内，提起绞棒绞紧，再将木棒一头插入活结小套内，并将小套拉紧固定。

（3）橡皮止血带止血法 用棉垫、纱布或衣物、毛巾等物在肢体伤口近心端作衬垫，然后再上止血带。用左手拇指、示指、中指各持止血带的头端，将长尾端绕四肢一圈后按住头端，再绕四肢一圈，再用左手示指、中指夹住尾端后，从止血带下方拉过尾端，由另一缘牵出，使之成活结。如果需要放松止血带，只需要把尾端拉出来就可以了。

（4）卡式止血带止血法 将聚酯松紧带绕四肢一圈，然后将插入式自动锁卡插入活动锁止开关，一手按住活动锁止开始，另一手将聚酯松紧带拉紧，直到不出血为止。放松时用手将放松板向后拉，解开时按一下开关。

（5）充气止血带止血法　充气止血带是根据血压计原理设计的，有表示压力大小的压力表，压力均匀，效果更佳。把袖带系在伤口近心端，充气后可以起到止血的效果。

止血带作为紧急止血的措施之一，在使用过程中应注意松紧度的适宜。过紧会压迫损伤神经或软组织，过松起不到止血作用，反而使出血增多，时间过长（超过5小时）会造成肌肉坏死，厌氧菌感染，甚至有生命危险。因此，止血带止血法只有在必要的时候，比如加压包扎后无法控制的大动脉和中动脉损伤出血，才可以临时使用。

使用止血带时应注意以下几个方面。

①部位要准确：止血带要扎在创口近心端，并尽可能靠近创口。

②压力要适当：止血带的标准压力，上肢为33.3~40.0kPa（250~300mmHg），下肢为40.0~66.7kPa（300~500mmHg），无压力表时以刚好使远端动脉搏动消失为度。

③垫平衬垫：止血带不能直接扎在皮肤上，应先用化妆棉、三角巾、毛巾或衣物等垫平，以免止血带勒伤皮肤。切忌直接用绳子或铁丝扎在皮肤上。

④时间要缩短：上止血带的时间不能超过5小时（冬季可适当延长时间），由于止血带远端组织缺血缺氧，产生大量组胺类毒素，当止血带突然松解时，毒素被吸收，可出现"止血带休克"或急性肾衰竭。如果使用止血带已经超过5h，肢体确实有挽救的希望，就要先做深筋膜切开引流，观察肌肉血液循环情况。过久且远端肢体已出现坏死征象，应立即做截肢手术。

⑤标记要明显：上止血带的伤员，要在手腕上或胸前的衣服上做明显标记，注明上止血带的时间，以便后续救护人员继续进行救治。

⑥定时要放松：应每隔1小时放松一次，放松时可用手压迫出血点上部血管临时止血，每次松开2~3分钟，再在稍高的平面扎上止血带，不可在同一平面反复包扎。

第四节　心律失常

一、概述

心律失常是指心冲动的频率、节律、起始部、传导速度或激动次序等发生异常。根据其发生原理，又可分为两大类：冲动形成异常和冲动传导异常。

（一）冲动形成异常

1.窦性心律失常

（1）窦性心动过速。

（2）窦性心动过缓。

（3）窦性心律不齐。

（4）窦性停搏。

2.异位心律

（1）被动性异位心律　①逸搏（房性、房室交界区性、室性）。②逸搏心律（房性、房室交界区性、室性）。

（2）主动性异位心律　①期前收缩（房性、房室交界区性、室性）。②阵发性心动过速（房性、房室交界区性、房室折返性、室性）。③扑动、颤动（心房、心室）。

（二）冲动传导异常

1.生理性　干扰及房室分离。

2.病理性

（1）窦房传导阻滞。

（2）房内传导阻滞。

（3）房室传导阻滞。

（4）束支或支脉阻滞（左右支脉及左支脉传导阻滞）或室内阻滞。

3.房室间传导途径异常　又称作捷径传导。

此外，根据心律失常发作时心率的快慢，临床上又分为快速性心律失常和缓慢性心律失常两种。前者包括期前收缩、心动过速、扑腾、颤动；后者有窦性心动过缓、房室传导阻滞。

二、护理评估

（一）一般资料

一般资料包括年龄、性别、工作性质、经济情况、家族史、既往史、过敏史、生活方式等。

（二）健康史

1.评估患者引起心律失常的原因

（1）新陈代谢需要量的增加，如饮酒、喝咖啡、发热、情绪激动、剧烈运动。

（2）血容量突然减少，如失血性休克。

（3）全身性的感染。

（4）药物的不良反应，如洋地黄中毒、抗心律失常药物所致的心律失常效应、其他药物不良反应所致的心律失常等。

（5）电解质紊乱，如低钾血症、高钾血症。

（6）心脏本身的器质性病变，如冠心病、风湿性心脏病、高血压心脏病、心肌病、心肌炎、充血性心力衰竭等。

（7）其他系统疾病，如甲状腺功能亢进或减退、呼吸衰竭引起的严重低氧血症或高碳酸血症等。

（8）机械性刺激，如开胸手术、气管插管、插入各种导管。

（9）触电、溺水等。

（10）肿瘤转移到心脏。

2.以前有关心律失常的记录　包括发作时间、次数、就医及转复情况。

3.近期服药情况 包括所服抗心律失常药物的名称、效果、不良反应等。

4.治疗情况 是否进行电复律、起搏器置入术、射频消融术和外科手术治疗，效果怎么样。

（三）临床表现及体征

对患者因心律失常引起的症状（心悸、心脏漏跳感、头昏、乏力、晕厥、胸痛、胸闷、心绞痛、呼吸困难）的程度、持续时间和对患者生活的影响等进行观察和询问。患者对心律失常的感觉差异很大，必须结合其他症状和体征进行分析。

（四）辅助检查

辅助检查主要包括心电图、持续心电监测、24小时动态心电图及部分特殊检查（食管内心电图、食管心脏调搏检查、心内心电图检查）和实验室检查（血气分析、电解质、血药浓度、风湿因子、心肌酶等）。

（五）心理–社会评估

大多数心律失常都会影响血流动力学，使患者产生各种不适的感觉，严重时会产生濒死感，从而产生焦虑、恐惧和挫折感。所以要评估焦虑、恐惧和挫败感的程度。此外，还需要对患者的应急能力和适应情况进行评估。

三、护理要点

（一）心理护理

要向患者做好解释工作，消除他们的思想顾虑和悲观情绪。一些功能性心律失常的患者，往往经过休息、精神安抚、消除各种诱因后，才能显效，必要时可用镇静药治疗。

（二）休息

对一些功能性心律失常的患者，要鼓励他们保持正常规律的生活和工作，注意劳逸结合。患有严重心律失常者病情发作时，应建议其绝对卧床休息。

（三）饮食

指导患者少食多餐，选择清淡、易消化、低脂肪、营养丰富的饮食。心功能不全的患者应限制钠盐的摄入，应鼓励服用利尿药的患者多吃橘子、香蕉等富含钾的食物，以免出现低钾血症而诱发心律失常。

（四）吸氧

缺氧会导致或加重心律失常，因此氧气浓度和流量要根据血氧饱和度来调节。

（五）病情观察

监测脉搏、心律、心率、血压等。测心率、脉搏时应连续测定1分钟；有房颤的患者，应由两人同时测量心率和脉率。此外，也要密切观察患者有无胸闷、心悸、呼吸困难、心绞痛、阿斯综合征发作等症状，发现异常要及时报告医生处理。

（六）心电监护

对心律失常患者进行心电监护，有助于诊治、观察疗效和预后判断。

（七）其他

对各种心律失常都要积极寻找病因和诱因，有针对性地进行治疗。

（八）抢救配合

备好抢救仪器（如除颤仪、心电图仪、心电监护仪、心脏临时起搏器）和各种抗心律失常药物等抢救药品，做好抢救准备工作。

（九）用药护理

1.抗心律失常药物的分类

（1）第Ⅰ类　膜抑制剂，主要是降低心肌细胞对钠离子的通透性，从而使传导速度减慢，有效期延长，自律性降低。

（2）第Ⅱ类　β肾上腺素受体阻断药，主要通过减低或阻断交感神经对心脏的作用，延长房室结传导时间。

（3）第Ⅲ类　以阻滞钾离子通道为主，复极时间延迟，心室率控制。

（4）第Ⅳ类　钙离子通道阻断药，主要是通过阻断钙离子通道的打通，降低传导速度，使有效期得以延长。

2.临床常用的抗心律失常药物

（1）第Ⅰ类抗心律失常药物

1）利多卡因。①适应证：适用于室性心律失常引起的急性心肌梗死、心脏手术、心导管、洋地黄中毒，如室性期前收缩、室性心动过速、室颤等。②不良反应：头晕、倦怠、言语不清、感觉异常、肌肉颤抖，甚至惊厥、神志不清，出现呼吸抑制；大剂量使用可造成严重窦性心动过缓，传导阻滞，心肌收缩力下降；过敏反应会出现皮疹、水肿和呼吸停止等症状。

2）美西律（慢心律）。①适应证：适用于室性心律失常，包括室性期前收缩及室性心动过速。②不良反应：可导致窦缓或窦性停搏、室内阻滞，使室性心律失常、低血压和心衰加重；头晕、震颤、复视、昏迷、惊厥等。

3）普罗帕酮（心律平）。①适应证：口服主要适用于室性心律失常和室上性心律失常；静脉注射适用于阵发性室性心动过速和室上性心动过速的终止。②不良反应：可引起窦性停搏，也可引起传导阻滞；使室性心律失常、低血压和心力衰竭加重；头晕，抽搐，定向障碍，乏力，轻度恶心，便秘，口干舌燥等。

（2）第Ⅱ类抗心律失常药物

1）美托洛尔（倍他乐克）。①适应证：适用于室上性快速心律失常、室性心律失常、洋地黄和儿茶酚胺增多所致的快速性心律失常的治疗，效果较好；可治疗甲状腺功能亢进引起的心律失常。②不良反应：心率减慢，传导阻滞，血压下降，心衰加重，外周血管痉挛所致肢体冰凉；疲倦、眩晕、恶心、胃痛。

2）阿替洛尔（氨酰心安）。①适应证：室上性快速心律失常，由洋地黄类和儿茶酚胺引起的快速心律失常，甲状腺功能亢进引起的心律失常。②不良反应：诱发、加重心衰；室性心动过缓，房室传导阻滞；皮疹，关节疼痛；支气管痉挛。

（3）第Ⅲ类抗心律失常药物　胺碘酮。①适应证：口服适用于各种快速心律失常的发作，特别适用于各种预激合并的心律失常的治疗；可采用静脉注射方式终止阵发性室上性心动过速；能降低快速房颤和房扑的心室率；可用于经利多卡因治疗室性心律失常无效者。②不良反应：可致严重窦缓，窦性停搏或窦房传导阻滞，房室传导阻滞，延长 Q-T 间期引起的尖端扭转型室速；甲状腺功能亢进或减退；肠胃反应；对视力有影响；可引起肺间质或肺泡纤维性肺炎（气促、干咳、胸痛），严重时可引起死亡。

（4）第Ⅳ类抗心律失常药物　维拉帕米。①适应证：适用于折返性室上速发作的终止和室上性心动过速的预激合并；可降低房颤或房扑的室率；对左侧室速特发性敏感。②不良反应：静脉注射会使血压下降；偶可致窦性心动过缓或停搏，房室二度以上传导阻滞。

3.抗心律失常用药护理

（1）口服药物要按时、按量服用；静脉注射时，在心电监护下应用于缓慢给药。

（2）观察用药期间及用药后心率、心律、血压、脉搏、呼吸及意识变化，观察药效及药物不良反应，及时发现药物导致的心律不齐等情况。

四、健康指导

（1）避免心律失常的原因及常见诱发因素，如情绪紧张、过度劳累、急性感染、寒冷刺激、不良生活习惯（吸烟、饮浓茶和咖啡）。

（2）指导患者劳逸结合，有规律生活。无器质性心脏病者，应积极参加体育活动。保持情绪稳定，切忌精神紧张、情绪激动。保持大便通畅，避免因用力排便而使心律失常加重。

（3）向患者说明所用药物的名称、剂量、用法、作用及不良反应等，建议患者坚持用药，不随意增减用量，也不随意增加药品种类。

（4）教会患者和家属测量脉搏的方法、心律失常发作时的应对措施和心肺复苏术，以便于病情的自我监测和自我救助。为安置心脏起搏器患者讲解自我监护和家庭护理方法。

（5）定期复查心电图和随访，发现异常及时就诊。

第五节　呼吸困难

呼吸困难是一种常见的临床表现，也是一种客观体征，指患者有某种不同程度、不同性质的氧气不足，表现为呼吸不畅、呼吸费力及窒息等呼吸不适感的主观体验，伴或不伴有呼吸费力的表现，如张口呼吸、鼻翼扇动、呼吸辅助肌参与呼吸运动等，也可伴有呼吸频率、节律和深度的改变。患者的精神状况、居住环境、文化水平、心理因素和疾病性质等，都对描述其呼吸困难有一定的作用。呼吸困难是急诊科常见的急症之一，也是导致心肺疾病患者住院和死亡的原因之一，在某些疾病中与5年的存活率有很大的关系。呼吸、循环、神经、血液、精神等多个系统疾病都会造成呼吸困难，其中最常见的是呼吸系统、循环系统疾病。如果严重的呼吸困难没有得到紧急救治，就会危及患者的生命。

一、护理评估与判断

（一）病史及诱因

1.病史

（1）现病史　有无基本病因及直接诱因，如心肺疾病、代谢性疾病史及是否有药物、异物、毒物摄取史及头痛、意识障碍、颅脑外伤史等。

（2）如果是突发性的，儿童要问有没有异物吸入，成人可看到急性左心衰竭、自发性气胸、肺栓塞等；慢性呼吸困难可见于慢性阻塞性肺病，尤其是急性加重的慢性阻塞性肺病，以及间质性肺病；发作性呼吸困难在支气管哮喘发作时可出现。

（3）与活动和体位的关系　劳力性呼吸困难常见于心功能不全、支气管哮喘、慢性阻塞性肺疾病及影响呼吸肌肉的疾病，休息或坐位时可减轻。

（4）有无伴随症状　如发热、咳嗽、咳痰、咯血、胸痛等。

2.诱因　造成呼吸困难的因素很多，通常包括呼吸系统、循环系统、血液系统、神经系统以及中毒等多种疾病。

（1）呼吸系统疾病

1）气道阻塞　常见的原因有喉部、气管、支气管的局限性异物、炎症、水肿、肿瘤等引起的狭窄与梗阻（如支气管扩张、支气管哮喘、喉癌等）。

2）肺部疾病　常见有各种肺炎、肺结核、刺激性有害气体吸入性损害、肺水肿、肺栓塞、肺癌、结节病、肺间质纤维化及ARDS等。

3）胸壁、胸膜及纵隔疾病　常见的有胸廓畸形、肋骨骨折、气胸、胸腔积液、严重胸膜粘连增厚、纵隔炎症等。

4）神经肌肉疾病　常见的有急性炎症性脱髓鞘性多发性神经病，严重的肌无力，严重的低钾血症，膈神经麻痹等。

5）膈运动障碍　如膈麻痹，腹腔大量积液，腹腔巨大肿瘤，胃扩张，妊娠末期。

（2）循环系统疾病

1）左心功能不全　主要是因为肺淤血，造成换气功能障碍和呼吸困难。发生机制主要有：①肺泡内压力增高，刺激肺牵张感受器，通过迷走神经反射作用于呼吸中枢。②肺淤血使肺微血管的换气功能减退。③肺淤血使肺泡弹性降低，使其扩张收缩的幅度减小，减少肺活量。④肺循环血压上升对呼吸中枢有刺激作用。

2）右心功能不全　主要是身体循环淤血所致。其作用机制是：①右心房和上腔静脉的血压升高，刺激其压力感受器，使呼吸中枢反射兴奋。②血氧含量下降，与酸性代谢产物如乳酸、丙酮酸等积聚，刺激呼吸中枢。③腹腔积液等，使呼吸活动减少。

3）心包积液　造成心脏舒张受限，肺循环、体循环血液回流障碍，导致肺循环、体循环均淤血，压力升高，心脏输出量减少，全身组织低灌注，造成呼吸困难。

4）严重心律失常　严重心律失常导致血流动力学障碍，心输出量急剧下降，全身组织缺血缺氧，特别是心脑等重要脏器缺血缺氧，体内酸性代谢产物增多，均可刺激呼吸中枢，造成呼吸困难。

（3）中毒　酸中毒时血中二氧化碳升高，酸碱度降低，刺激周围化学感受器或使呼吸中枢直接兴奋，呼吸通气量增加，表现为呼吸困难深而大；吗啡类、巴比妥类、有机磷类中毒时，对呼吸中枢有抑制作用，呼吸浅而缓慢。

（4）血液病

1）中毒性血源性呼吸困难　一氧化碳急性中毒是通过与血红蛋白结合，使血红蛋白失去携氧功能，造成全身组织特别是心脑等重要器官缺氧，从而出现呼吸困难。高铁血红蛋白血症和硫化血红蛋白血症是由于运输血氧的工具血红蛋白在数量和质量上发生了变化。

2）重度贫血　主要是血红蛋白数量明显下降，血氧不足，导致呼吸困难。大出血或休克时由于缺血和血压下降，刺激呼吸中枢而造成呼吸困难。

（5）神经精神性疾病

1）中枢系统疾病　严重的脑外伤、脑溢血、颅内占位性病变、脑炎症等脑部疾病可直接累及呼吸中枢，出现呼吸节律异常，造成呼吸困难。另外，颅内高压还会造成呼吸道分泌物增多，阻塞气道造成呼吸困难。

2）精神性呼吸困难　如焦虑、抑郁等，由于主动性呼吸增快在精神创伤或某种暗示后出现，类似于呼吸困难的表现，一般不会缺氧。

（二）临床表现

对呼吸困难有多种分类方法，按病程分为急性呼吸困难和慢性呼吸困难两种；急性呼吸困难是指病程在3周内出现呼吸困难，慢性呼吸困难是指呼吸困难持续时间超过3周。根据病因可分为以下5种。

1.肺源性呼吸困难 由于呼吸器官功能紊乱，造成肺通气、换气功能降低，使血中二氧化碳浓度增高，造成机体缺氧。根据其临床特征可分为以下3类。

（1）吸气性呼吸困难 特点是吸气时呼吸困难显著，其发生与大气道狭窄及梗阻有关，多见于上呼吸道机械性梗阻引起的高位呼吸道炎症、异物、水肿及肿瘤等，发生时常伴有干咳及吸气性高调哮鸣音，严重者可出现三凹征（即吸气时胸骨上窝、锁骨上窝及肋间隙明显凹陷）。

（2）呼气性呼吸困难 特点为呼气费力，缓慢而延长，常伴有哮鸣音。它的发生与支气管狭窄、痉挛、肺泡弹性减弱、肺通气功能受到影响有关。以支气管哮喘、慢性阻塞性肺病等为多见。

（3）混合性呼吸困难：特点是呼气和吸气都较费力，呼吸频率加快而变浅，常伴有哮鸣声减弱或消失。它的发生与广泛的肺部病变减少了呼吸面积，影响了肺换气功能有关。

2.心源性呼吸困难 由于循环系统疾病引起的心源性呼吸困难，主要见于左心或右心功能不全，最常见的是左心衰竭，也可见于右心衰竭、心包积液、心脏压塞症等。根据严重程度表现，心源性呼吸困难分为劳力性呼吸困难、夜间阵发性呼吸困难、端坐呼吸。

3.中毒性呼吸困难 代谢性酸中毒可导致血中酸性代谢产物增多，刺激颈动脉窦、主动脉受体或对呼吸中枢产生直接兴奋，造成呼吸困难。可表现为深长规则呼吸的出现，并可伴有呼噜的声音，称为酸中毒深大呼吸。

某些药物如吗啡类、巴比妥类、有机磷类杀虫药中毒时，呼吸中枢受到抑制，出现呼吸缓慢、变浅，常出现潮式呼吸或间停呼吸等呼吸节律异常。

4.血源性呼吸困难 血源性呼吸困难多是由于红细胞携带氧气减少，血液含氧量减少造成的。表现为呼吸较浅、心率较快。临床上多见于重度贫血、高铁血红蛋白血症、硫化血红蛋白血症等。

5.神经精神性呼吸困难 重症颅脑疾病（脑溢血、颅内压增高等），由于血流减少或直接受压力刺激，呼吸中枢深缓，可出现双吸气、呼吸抑制等呼吸节律改变。

因精神或心理因素影响而导致呼吸困难发作的患者，以频率快、表浅为特征，常因呼吸性碱中毒而出现口周麻木、四肢抽搐，叹息式呼吸，可随注意力转移而改善，严重者可出现意识障碍。

二、护理措施

（一）保持呼吸道通畅

1.体位 根据病情取坐位或半坐位，原则是患者自觉舒适。胸腔大量积液者协助患者进行侧卧位。神志不清、舌后坠者，应取头部侧卧位，颈部向后仰，下颌向上抬，以解除部分患者上气道的梗阻。必要时加用床档，防坠床。

2.清除呼吸道分泌物 分泌物积聚在呼吸道中，不仅导致气道阻塞，影响通气，还会造成感染。通过有效的咳嗽技术、雾化吸入、体位引流、机械震动排痰、负压吸引等，可清除呼吸道分泌物，痰黏稠者应加强气道的湿化作用。

（二）氧气治疗

氧气治疗是纠正低氧血症的有效手段。及时有效地给氧能提高机体耐受性，减少组织损伤，延缓脏器衰竭。应根据患者的病情及血气分析结果采用合理的氧疗。根据氧流量大小，临床上将氧疗分为两种：高流量（高浓度）和低流量（低浓度）。

1.高流量（高浓度）氧疗 一般认为吸入氧浓度>60%为高浓度氧疗，主要用于重度缺氧、无二氧化碳潴留者，但时间过长可致氧中毒，短期可应用。

2.低流量（低浓度）氧疗 给氧方式主要有鼻导管、鼻塞、口罩、简易呼吸器供氧和机械通气等几种方式。鼻导管或鼻塞吸氧的优点是简单方便，不影响患者进食，不影响咳痰；缺点是氧浓度不恒定，易受患者呼吸影响，流速过大时对局部黏膜有一定刺激。面膜给氧浓度比较稳定，可按需调节，对鼻黏膜刺激小，缺点是在一定程度上可影响患者进食，引起咳嗽，可引起患者不耐受。简易呼吸器给氧又称加压氧气包，主要用于病情危重，应用在来不及进行气管插管的情况下，可使患者得到充分的氧气供应，改善组织缺氧状况。机械通气可根据患者病情调节给氧浓度、温度、湿度，是一种有效的给氧方法。轻症患者可采用非侵入性正压通气，如气管插管或气管切开。行侵入性机械通气无效或呼吸困难加重时，可迅速纠正缺氧现象。目前，临床上应用一种新型的氧疗仪——经鼻高流量氧疗，克服了传统氧疗所致的鼻黏膜干燥，同时氧流量和氧浓度恒定，并可满足不同氧浓度需求（21%~95%）的患者。

（三）气道异物处理

1.评估与判断 异物经声门进入气管，刺激声门及呼吸道黏膜发生剧烈呛咳，呼吸困难，甚至发绀。有异物吸入史的，要进一步检查观察。对小儿肺部有局部病变，久病不愈或反复发作，又排除其他肺部疾病，即可考虑呼吸道异物的可能，应引起重视，做细致的体格检查和X光是气道异物诊断的重要手段。

2.救护措施 气道异物部分堵塞者，可鼓励患者咳嗽，使异物排出。无法自行排出者，可采用腹部冲击法排出异物。腹部冲击法又称海姆立克法，是通过肋膈下腹部的冲击，使膈肌抬高，使力量作用于胸腔内的气体，产生人为的气压，使气道内的阻塞异物排出体外。

（1）站位海姆立克法 复苏者站在患者身后，两臂环抱患者腰部，一手握拳顶在上腹肋脐间中线处，另一手握拳压紧腹部，用力向上、向后挤压患者上腹，挤压动作要快，压完后马上放松。冲击要反复、连续进行，直到异物排除或患者意识丧失为止。

（2）卧位海姆立克法 患者仰卧，复苏者骑跨于患者大腿上，掌心对准患者腹肋脐间中线处，另一手置于掌心，向腹部快速用力向上冲击。当复苏者过于矮小，无法环抱患者时，可采用这种方法。复苏者可以采取利用自身身体重量进行撞击的方法。

（3）自行海姆立克法 自行处理气道异物梗阻，一手握拳，拇指向腹部，置于肋、脐之间，另一手握拳，迅速用力向内、向上压迫腹膈肌。如果不成功，可以用较硬的物体表面冲击上腹部，如椅背、桌沿、栏杆扶手等。重复直至异物排出。

（4）站姿胸部冲击法 主要用于晚期孕妇或明显肥胖者，复苏者站在患者身后，两臂正好位于患者腋下下方，环绕患者胸部，手握拳置于患者胸骨中央，尽量避免压迫肋骨边缘。另一只手紧握手腕，用力向后冲击，直到将异物排出。

（5）卧位胸部冲击法 适用于只用海姆立克法无效时的晚期孕妇和意识丧失且明显肥胖的患者。将患者仰卧，膝盖紧贴患者侧面，手放在胸外按压的位置，成人在胸骨下端。每次冲击时速度要慢，有停顿，以利于排出异物。

（6）手指清除 意识丧失的患者应面部朝上，复苏者用拇指等手指夹住其舌头和下颌骨，可牵引舌头避开咽喉部，而异物就在该处，对梗阻可能有一定缓解；再伸入另一手，说明手指沿着脸颊、喉咙深到舌根部，手指呈钩状清除异物或将异物移入口腔再清除。有时要用示指将异物推到咽喉部的对侧，才能将异物清除，一定要注意，不要将异物推到深处而进入气管。

（7）上述无效时，可在喉镜或支气管镜下，将异物取出。如果病情严重，呼吸出现极度困难，应先做气管切开、镇静并给予氧气。

（四）特殊治疗措施

由于急性呼吸衰竭和ARDS引起的呼吸困难，需要及时适当地抢救，要求迅速果断，否则可引起脑、肾、心、肝等重要脏器的不可逆性损害，严重的可导致死亡。除实施上述治疗措施外，及时采取以下对症措施，对抢救呼吸困难患者具有重要意义。

1.溶栓治疗的护理 治疗肺栓塞溶栓时，要保证静脉通路通畅；密切观察患者是否有出血倾向：如牙床、皮肤黏膜、穿刺部位等；给药时，应留置外周静脉套管针，切忌反复穿刺；穿刺部位压迫充分止血；观察患者头痛头晕，恶心呕吐，神志改变等脑溢血症状；溶栓后应遵医嘱找出凝血时间，动脉血气，以判断溶栓作用及病情变化。

2.保护性机械通气 保护性机械通气治疗是治疗ARDS的主要方法，其中最重要的是应用呼气末正压（positive end expiratory pressure，PEEP）和小潮气量治疗。应用PEEP时应注意补充足够的血容量以代偿回心血量的不足，但又切忌不能过量，加重肺水肿；PEEP一般从低水平逐渐增加至合适水平，避免中断，维持$PaO2 > 60mmHg$，$FiO2 < 0.6$；采用密闭式吸痰方法，注意观察避免气压伤的发生。采用小潮气量治疗时应注意控制液体量，保持500毫升左右的负平衡；主动控制感染，固定骨折，纠正休克等原发病；充分补充营养；防治感染等并发症。

3.排气减压 自发性气胸患者可在患侧锁骨中线第2或第3肋间用16~18号粗针头刺入排气，每次抽气≤1000ml，张力性气胸病情危重时，可就地取材，紧急置入排气以减轻呼吸困难。

（五）纠正酸碱失衡和电解质紊乱

呼吸困难严重的患者可伴有呼吸性酸中毒，伴有代谢性酸中毒或代谢性碱中毒的呼吸性酸中毒。用呼吸兴奋剂或呼吸机纠正呼吸性酸中毒，增加通气量，排出二氧化碳。呼吸性酸中毒合并代谢性碱中毒发生于机械通气时，可因通气量过大，排出二氧化碳过快，补碱过多，或与利尿剂、激素的使用有关，治疗时应补充钾盐，当电解质发生紊乱时，根据化验结果进行适当的治疗。

（六）病情观察

密切观察患者呼吸道是否通畅、呼吸频率、节律、深浅度，观察口唇颜面和甲床的颜色，判断缺氧程度；观察有无心力衰竭、心律失常等表现；监测血压、呼吸、心率血气分析、血电解质等，注意PaO_2、

$PaCO_2$、SaO_2数值的变化情况，及时观察有无水电解质紊乱、感染等并发症。

（七）饮食护理

保证每天摄入充足的热量，进食高蛋白、富含维生素和微量元素的易于消化的饮食，做到少食多餐、营养丰富。根据患者的病情和呼吸困难程度选择合适的进食方式：经口进食，鼻饲肠内营养，胃肠外营养。在进食过程中保持给氧，防止呼吸急促，进食时血氧减少。

（八）心理护理

患者由于对病情的不了解和对预后的顾虑，常常产生恐惧、抑郁的心理，对治疗失去信心。护理人员应多与患者沟通，认真评估患者的焦虑程度，鼓励其说出或写出引起或加重焦虑的因素，并教会其自我放松的方法。

（九）健康指导

向患者讲解呼吸困难的原因及诱因，使他们掌握自身疾病的预防保健知识；指导患者正确有效地进行呼吸功能锻炼；根据病情及活动时的反应，确定活动量、活动时间，防止后天性呼吸肌疲劳；说明氧疗及机械通气的意义及注意事项；戒烟戒酒，合理饮食，保持平稳的情绪；指导患者学会观察常见异常情况：当出现心跳加速、皮肤青紫、突然剧烈咳嗽等呼吸困难加剧时，应及时向外呼救。

第六节　少尿和无尿

少尿指成年人24小时尿量少于400ml或每小时尿量持续少于17ml（儿童＜0.8ml/kg），无尿指24小时尿量少于100ml或12小时内完全无尿。

一、病因与发生机制

尿液的生成与肾小球滤过率有关，也与肾小管、集合管的重吸收和排出有关。

正常情况下，原尿量与重吸收量之间保持一定比例的尿量称为球管平衡。影响肾小球滤过率的因素有肾血流量，肾小球滤过膜的通透性（完整性）及面积，肾小球内压力，血浆胶体渗透压等。但影响肾小管和集合管重吸收功能的因素包括肾小管功能的完整性，尤其是远曲小管和集合管的功能；肾小管液中的溶质浓度和抗利尿激素及醛固酮的效果等等。当以上任何因素发生变化，破坏球管平衡时，尿量的异常就会产生。

引起尿少、无尿的原因分为三类：肾前性、肾性、肾后性。

1.肾前性　各种肾前因素导致循环血量和肾血流量减少，肾小球滤过率降低，流经肾小管的原尿量减少，速度减慢，肾小管对水的重吸收增加，同时伴有更多的醛固酮和抗利尿激素，使肾小管的重吸收进一步加强，从而出现尿少或无尿的情况。常见于严重脱水、休克、低血压、严重创伤、烧伤挤压综合征、腹泻、呕吐、肾病综合征、心衰、肝衰竭、严重低蛋白血症、肾动脉狭窄、肾血管栓塞等病症。

2.肾性　见于各种肾实质疾病，如急性肾小球疾病，包括原发性和继发性肾小球疾病、妊娠肾病、溶血性尿毒症综合征等。由于肾小球的炎性改变导致肾小球滤过率下降，而肾小管的重吸收功能比较好，产生了"球管不平衡"，从而出现了高渗性尿少的情况。急性肾小管疾病由于肾实质缺血缺氧，肾小管上皮细胞坏死，管腔堵塞，原尿向间质外渗，同时肾小球内皮细胞肿胀，间质水肿，囊内压力增高，导致肾小球滤过率降低，而出现少尿、无尿的低渗性。急性间质性病变，包括急性肾盂肾炎、肾乳头坏死、间质性急性肾炎等。由于肾间质出血，炎症渗出使肾小球囊内压增高，滤过率降低，同时小管上皮细胞坏死，管腔阻塞，造成原尿不畅，从而造成尿少。肾血管炎性疾病，原发或继发的肾小管坏死性、过敏性血管炎和恶性肾硬化等，都会导致严重的肾小球滤过率下降，出现尿少的情况。自身免疫性疾病肾侵害、药物中毒、移植肾急性排异反应等，导致肾功能减退，均可出现尿少、无尿等情况。

3.肾后性 因尿路梗阻所致。见于肾盂或输尿管结石、肾结石、肿瘤、血块、脓块或坏死的肾组织阻塞尿路，膀胱肿瘤或腹腔肿瘤扩散、转移，或腹膜后纤维化、压迫输尿管所致的粘连，以及肾下垂、肾扭转等部位。

二、护理评估

1.引起尿量异常的原因

（1）患者年龄、病史，引起少尿、无尿的相关疾病，如休克、肾血管阻塞、肾病、尿路梗死、前列腺肥大等。

（2）家族史：如先天性尿道狭窄。

（3）服药史：如用解热镇痛药后出汗增多，引起尿少或无尿。

2.排尿的形态 小便的形态包括小便的量、性质及小便时是否有并发症状（如腹部疼痛）等。

3.生命体征 测量体温、脉搏、呼吸、血压及意识状态。

4.伴随症状 有无水肿、血压过高、头痛、恶心、呕吐及原发性疾病的症状，如休克、肺水肿、呼吸急促、皮肤瘙痒等症状的出现。

5.辅助检查 尿常规、血常规、血电解质检查、肾功能检查、肾X线检查、B超、CT、心电图等。

6.尿量异常对患者的心理影响 观察患者是否有焦虑、烦躁等表现。

三、护理措施

1.维持体液及电解质的平衡

（1）详细记录患者的24小时出入量。尿量少于30~50ml/h时，每小时记录尿量1次。

（2）每日测1次体重。防止误差，应在每日早晨排尿后固定测量。

（3）监测生命体征。

（4）每天评估浮肿程度。观察眼球周围和胫前区骶尾部有没有水肿。

2.病情和用药效果观察

（1）观察记录每日尿量。

（2）有无高钾血症。高钾血症时，肌肉无力、四肢麻木感、恶心腹泻，心电图T波变窄、QRS波变宽，心律失常，心率减慢。

（3）大量使用利尿药后，应每小时测量尿量，观察药物反应等。

3.保持皮肤的完整性

（1）口腔护理 每日予口腔护理，清洁口腔，预防口腔黏膜溃疡感染。

（2）皮肤护理 每日温水擦浴，保持皮肤清洁。全身浮肿的患者，要穿宽大柔软的衣服，定时更换体位，防止出现压力性损伤、破皮等情况。

（3）保持床单位平整洁净 保持患者床单位干燥、平整、无渣屑。

（4）病室环境清新，每天通风2次。温度和湿度适宜，便于调养和增加舒适度。

4.饮食护理 根据少尿、无尿的发生原因和血液生化结果，遵照医嘱正确饮食，如限钠、低钾饮食，优质蛋白适量补充，动物蛋白应占一天摄取量的50%以上。

5.心理护理 给予患者心理支持，安抚患者紧张情绪，鼓励他们说出自己的感受。耐心倾听患者的诉说，给患者宣泄的机会。转移患者的注意力，患者在情绪激动时教会他调节呼吸的方法，以缓解紧张情绪，减轻心理压力。

6.健康教育 为患者及家属讲解少尿、无尿的原因及治疗方法，便于患者及家属配合医护人员进行治疗，达到最佳治疗效果。教会患者及家属能准确记录进量和尿量，按医嘱按时按量服药，并叮嘱患者切勿擅自减药、停药。同时，要保证室内空气新鲜，注意个人卫生，勤换内衣裤，防止上呼吸道感染和皮肤感染，出院后要按时进行复查。

第七节　疼痛

疼痛每个人都经历过，它是一种令人痛苦和难受的感觉，同时疼痛是多种疾病的共同症状。它是不适最严重的表现形式，也是临床上最常见和最重要的征兆，患者只因疼痛症状的出现就可以来医院就诊。疼痛可引起血压过高、恶心、呕吐、烦躁不安、眉头紧皱、恐惧焦虑等一系列反应，剧烈的疼痛甚至可使患者出现体力衰竭、神经性休克，甚至危及生命。作为人类健康的维护者，护士应该掌握疼痛的相关知识，尽可能地帮助患者减轻疼痛，或者最大限度地避免疼痛。

一、疼痛的类型

疼痛是身体对伤害性刺激的一种反应，是身体保护机制的一种表现。疼痛是身体的一种主观经验，往往很难用客观的标准来衡量。疼痛的反应程度受个体的年龄、阅历、文化、体质、心境等因素的影响。

疼痛的分类有很多，目前还没有统一的标准，临床上常见的有以下几种分类方法。

（一）按疼痛的病程分类

1.急性痛　有明确的开始时间，持续时间短，常用的止痛法对疼痛有一定的控制作用。

2.慢性痛　慢性痛是指疼痛持续时间超过3个月，并且由于心理因素的干扰而使病情复杂化，临床上较难控制。

（二）按疼痛的程度分类

1.微痛　似痛非痛，常与其他感受物复合出现。如瘙痒、酸麻、沉重、不适感等。

2.轻痛　疼痛局限，轻微。

3.甚痛　疼痛较重，痛反应出现。

4.剧痛 疼痛较重，痛反应强烈。

（三）按疼痛的性质分类

1.钝痛 酸痛、胀痛、闷痛、隐痛。

2.锐痛 刺痛、切割痛、灼痛、绞痛、撕裂样痛、爆裂样痛、钻顶样痛。

3.其他描述 跳痛、压榨样痛、牵拉样痛等。

（四）按疼痛的部位分类

按疼痛部位分为躯体痛、内脏痛、心因痛三大类，其中按解剖部位又可分为：头痛、颌面痛、颈项痛、肩背痛、胸痛、上肢痛、腹痛、腰骶部痛、髂部痛、下肢痛。

疼痛还可按疼痛的深浅部位分为表浅和深部；按疼痛的表现形式来区分为局部放射痛、扩散痛和涉及痛；按受损神经来区分为周围神经痛和中枢神经痛等。

（五）按疼痛的器官分类

按疼痛的器官分为神经系统痛、心血管系统痛、血液系统痛、呼吸系统痛、消化系统痛、内分泌系统痛、泌尿系统痛、运动系统痛、免疫系统痛等。

二、疼痛的原因及影响因素

（一）疼痛的原因

能够引起疼痛的原因有物理因素、化学因素、生理病理因素、心理因素等。

1.物理因素 温度刺激、电刺激、机械性损伤等均可造成机体损伤而导致疼痛，如烫伤、灼伤、冻伤、电击伤、刀割、针刺、碰撞、牵拉、压迫等引起的疼痛。

2.化学因素 化学物质如强酸、强碱等，能直接刺激神经末梢，使疼痛和损伤的组织释放出致痛物质，使疼痛加重。

3.生理病理因素　某些生理因素和病理改变均可导致疼痛的发生，如分娩时子宫收缩痛、各种疾病引起的管腔堵塞而导致组织缺血、缺氧、平滑肌痉挛、肌肉强直性收缩、空腔脏器过度扩张、渗出炎性物质、压迫水肿等均可引起疼痛。

4.心理因素　情绪低落、愤怒、悲伤、恐惧、焦虑、紧张等不良心理状态，可引起局部血管收缩或扩张而产生疼痛，此外，过度疲劳、睡眠不好、用脑过度等均可造成功能性疼痛。心理因素造成的痛苦不完全是一种感觉，而是一种复杂的心理状态。

（二）疼痛的影响因素

从疼痛的刺激阈值来看，人与人并无显著区别。人们对疼痛的反应主要取决于刺激的大小，但我们发现，在现实生活中，不同的个体对相同性质和强度的刺激，也能引起明显不同的反应，其主要原因是由于疼痛反应还受年龄、经历、文化、体质、情绪、注意力等多种因素的影响。

1.刺激大小　刺激程度是决定疼痛反应的主要因素。刺激大了，疼痛就会有强烈反应；刺激较小，疼痛反应较轻。

2.年龄差异　个体对疼痛的敏感性随年龄的不同而有所差异。一般情况下，婴儿对疼痛的敏感度比成人低，随着年龄的增长，疼痛敏感度也随之提高，成人会稳定在一定水平，而老年人对疼痛的敏感度则逐渐下降，通常老年人对疼痛反应较低，出现时间较晚，不易引起重视而耽误病情。

3.个人经历　个人对疼痛的态度和认识，影响个人对疼痛的反应。一个人对待疼痛的态度，很大程度上来自于小时候父母以及周围环境的影响。比如，在孩子幼年时，如果父母或周围的人过度关注孩子的疼痛，孩子对疼痛的敏感度就会增强；反之，如果父母或周围的人对孩子的疼痛保持相对镇静的态度，不过分关注，孩子对疼痛的耐受程度就会增强，幼年时记忆疼痛会直接影响到成年后的疼痛体验。

4.社会文化　在个体对痛苦的反应中，社会文化价值扮演着重要角色。比如，一个人生活在推崇勇敢和忍耐精神的文化背景下，他对痛苦的承受能力往往更强。

5.注意力　个体对疼痛的重视程度，会影响对疼痛的感觉程度。当注意力集中在疼痛刺激上时，痛感增强；反之，若分散或转移对疼痛刺激的注意力，疼痛就能减轻。比如，当运动员将注意力高度集中在比赛中时，他们往往无法感受或忘记已经存在的伤痛。

6.个体差异　疼痛程度及表达方式往往因人而异。意志力强、体质好的人，对疼痛的耐受力更高；而意志力弱、体质差的人，耐受力更低。性格外向的人更容易表达自己的痛苦，而性格内向的人不善于表达自己的感受，不容易被重视。

7.情绪影响　情绪会影响一个人的疼痛反应。积极的情绪如愉快、自信等，可以减轻疼痛；而消极的情绪如悲伤、失望、恐惧、焦虑、紧张等，则会加重疼痛。

三、疼痛患者的护理

疼痛是一种痛苦的体验，护士要根据评估掌握的患者疼痛感觉，采取积极有效的护理措施，使患者的疼痛尽快消除或减轻。

（一）护理目标

（1）患者疼痛感消失或缓解，感觉舒适度提升。

（2）患者及家属掌握有关疼痛的知识，学会缓解疼痛的方法。

（二）护理措施

1.解除疼痛的刺激源　首先应减少或消除疼痛产生的原因，解除刺激疼痛的根源。如外伤引起疼痛，视情况采取止血、包扎、固定、止痛等措施，对伤口进行处理；由于胸腹部手术后咳嗽，深呼吸造成伤口疼痛，术前应对患者进行健康教育，指导患者进行有效咳嗽和深呼吸的方法，术后应协助患者按压伤口后，再鼓励咳痰和深呼吸；协助放置引流管的患者在翻身前，一定要先把引流管放好，然后再给其翻身，这样有助于减轻疼痛。

2.缓解或解除疼痛

（1）物理止痛　应用冷、热疗法可以有效减轻局部疼痛，如采用热水袋、热水浴、局部冷敷等方法。物理镇痛较药物镇痛不良反应少，宜首选。

（2）药物止疼　作用只是暂时的，因为它们无法去除引起疼痛的原因，但也不能否认，药物止痛是临床上止痛的主要手段，特别是对癌痛，药物止痛起到了不可忽视的作用。止痛药分为两大类：非麻药和麻醉药。非麻醉性止痛药如阿司匹林、布洛芬、止痛片等具有解热止痛作用，用于轻度、中度疼痛，如牙痛、关节痛、头痛、痛经等，此类药物多刺激胃黏膜，饭后服用为宜。多数情况下，如果及时使用非麻醉止痛药，对减轻癌症患者的疼痛可有足够的疗效，尤其是缓解轻度到中度疼痛效果更好。对大多数患者而言，常规剂量的非麻醉止痛药与可卡因等麻醉止痛药相比，其止痛效果并无明显差异。所以如果患者使用非麻醉止痛药就能得到止痛效果，千万不要使用麻醉止痛药。麻醉性止痛药如可卡因、吗啡、哌替啶等，用于难以控制的中、重度疼痛，具有良好的止痛效果，常与非麻醉止痛药配伍应用，既可有效控制不同程度的疼痛，又有助于减少麻醉止痛药的用量，但有成瘾性不良反应及呼吸抑制作用。一般来说，在医生的指导下，使用麻醉止痛药后疼痛患者成瘾的概率是极小的。大多数患者在使用其他方法可以控制疼痛的情况下，可以比较顺利地停止使用麻醉止痛药。对于癌症疼痛的处理，目前采用的是WHO推行的三阶梯治疗方案，这是一种在国际上被广泛认可的药物治疗方案。只要正确遵循这一方案的基本原则，90%的癌症疼痛患者都会得到有效的缓解，晚期癌症患者的疼痛在75%以上都会得到缓解。所谓三阶梯疗法，是指根据轻、中、重不同程度的疼痛，一阶梯为单独和（或）联合应用以阿司匹林为代表的非类固醇抗感染药，二阶梯为以可待因为代表的弱阿片类药，三阶梯为以吗啡为代表的强阿片类药，配合其他治疗癌痛所必需的辅助药。这套方法的基础是运用缓解疼痛的阶梯观念，其特点是方法简单，用药量合理，价格不高，药效良好。

总之，药物止痛时需注意：及时给予止痛药，在癌痛患者出现间断性或持续性顽固性疼痛时，要果断采取各种治疗措施；对各个时期的患者和各种类型的疼痛都要按照止痛的原则选药，当患者出现不同程度的疼痛时，一定要按照从非阿片类到弱阿片类再到强阿片类的原则选择镇痛药物；用药的剂量要从小剂量开始，然后根据控制疼痛的情况，逐步增加剂量；选择合适的给药途径，对于绝大多数癌痛患者来说，通过口服镇痛药就能获得很好的效果，有些晚期患者无法口服药物，就应该选择舌下含服镇痛药，或者皮下、静脉注射镇痛药；预防药物耐受性，由于慢性疼痛而长期使用镇痛药物的患者，药物耐受性就会出现问题。同时，服药时间越长，所需药量越大，随之而来的将是各种不良反应。

（3）松弛疗法止痛　让患者学会应用松弛疗法可以使全身肌肉得到充分的放松，这不仅是缓解疼痛、防止疼痛加剧的好方法，而且在疾病康复过程中，对于有效消除焦虑情绪，帮助患者提高睡眠质量，充分休息，早日恢复体力，都有着十分重要的作用。放松疗法有呼吸松弛法和律动按压法两种。

（4）皮肤刺激止痛　运用按压、冷、热等手段对皮肤进行刺激，可达到止痛或减轻疼痛的作用，在医学领域各专科均有广泛的应用。如手术烫伤，可采用局部冷敷的方法缓解疼痛、渗出；由内科疾病引起的腹痛，可通过按压、热敷等方式减轻。如按压止痛是患者根据疼痛部位，自行或由他人在腰部、背部、足部作缓慢平稳的环状按压；压力止痛是通过手腕、手指尖、指节或全手，按压患者疼痛部位或其附近区域10秒左右，找到最佳压力止痛点后，给予固定压力1~2分钟，有时可达数分钟甚至数小时，以缓解疼痛。

（5）毫米波生物止痛　毫米波是指自由空间波长为1~10mm的电磁波，将仿声信息能量经体表穴位导入体内，治疗包括骨关节疼痛、癌性疼痛在内的各种疼痛，尤其对癌性疼痛效果更佳，并与放化疗协同治疗，达到增效、增敏的治疗效果。

（6）其他止痛治疗　可采用经皮神经电刺激疗法、神经阻断术、硬膜外及蛛网膜下隙给药止痛、神经外科手术止痛等方法，以达到缓解疼痛的作用。

3.心理护理

（1）支持性心理关怀　疼痛时会造成焦虑、恐惧、紧张等负面心理变化，反过来负性心理又会使疼痛加重，形成恶性循环。因此，护士要尽可能地为患者减轻心理压力，以同情、关爱、体贴、鼓励的态度给予患者支持，建立良好的护患关系；护士必须尊重和接受患者对疼痛的各种反应，不能凭自己的经验判断患者的感受；护士鼓励患者表达自己对疼痛的感受和适应疼痛时的努力；同时，护士的陪伴可以减轻患者的心理负担，从而减轻痛苦。

（2）开展健康教育　护士应向患者说明引起疼痛的原因、机制及影响疼痛的因素，介绍减轻疼痛的措施，这样有助于减轻患者的焦虑、恐惧等消极情绪，从而减轻疼痛压力。

（3）分散注意力　分散注意力可以减弱患者对疼痛的感觉程度，从而减轻疼痛，有多种方法可以分散注意力。如鼓励患者积极参加感兴趣的活动（看报纸、听音乐、唱歌、看电视、做游戏、下象棋、与家人交谈，通过微笑、抚爱、讲故事、玩具、糖果等方式转移对幼儿护理的注意力）。音乐疗法，可以协助患者在接受治疗的过程中整合生理、心理和情绪，使身心得到改善，分为倾听角色为主的被动性音乐疗法和执行角色的主动性音乐疗法。优美的旋律对降低心率和血压有很好的效果，可减轻焦虑、抑郁和疼痛。诱导性想象疗法就是让患者集中精神想象一个意境或景色，并使自己置身其中，能起到松弛或缓解疼痛的效果。

（4）做好患者家属的工作也是非常重要的，家属的支持和配合也可以在一定程度上减轻病痛。

4.促进舒适　患者身心舒畅也是减轻疼痛的重要措施。护士应尽量满足患者舒适的需要，如帮助患者采取正确姿势，长期卧床的患者及时进行卧位变换，以减轻压迫；常规做好各种清洁卫生的护理工作；保持良好的室内环境；物品放在患者方便取出的地方；护理活动安排在没有疼痛感或疼痛感缓解时进行；各种操作前对患者进行详细的讲解等，都可以使患者身心放松，从而有利于缓解疼痛。

第八节 急性中毒

一、伤情特点

群体性中毒灾害主要分为两类，一类是因工业化学品泄漏或人为扩散引发的群体性化学中毒事件，另一类是因群体性聚餐或学校、企业食堂食品污染或中毒引发的群体性食物中毒事件。

（一）群体性化学中毒事件

中国是化学品生产和使用量极大的国家，有化学物涉及单位 20 余万家，从事人超过 500 万，生产的化学物有 45000 多种。在这些化学物质中，70% 以上具有不同的毒害作用，一旦发生泄漏事故，必然会对暴露人群的生命安全与健康造成威胁，对覆盖范围内的生态环境造成危害。20 世纪下半叶以来，国际恐怖主义活动猖獗，使用化学战袭击社会的趋势越来越明显；有毒化学物质早已被一些国家制成杀人武器并在战场上使用，大规模地杀伤对方军民，在其心理上产生巨大的威胁和环境污染效应。群体性化学性事故的特点如下所述。

1.事件的突发性和不可预测性 和其他应急事件一样，群体性化学中毒事件的突发性非常强，一般发生在意料之外的时间、意料之外的地点，甚至是没有考虑过的场合。群体性化学中毒事件的突发性，既决定了化学物品本身的特性，也影响着生产、储存、运输、使用过程中的状况。由于大部分化工生产是在高温、高压条件下进行的，很多化工生产的原材料、中间体和产品都属于易燃易爆产品。因此，在生产过程中的任何一个环节出了差错，都有可能导致化学反应发生巨大变化，从而发生爆炸、泄漏和燃烧。不论化学物质的形态如何，对储存设备的腐蚀和破坏作用都很大，这样日积月累，导致槽罐破损进而大量溢流的情况也不鲜见。在使用过程中稍有不慎，某一个环节稍有疏忽，就会导致意外的突然发生。由于群体性化学中毒事件来得突然，往往让没有防护的人中毒甚至丧命，也会让没有防备的管理层惊慌失措。由此看来，应对群体性化学中毒事件的应急救援准备工作，是各涉化单位和地方政府安全生产的一项重要日常工作。

2.中毒人员的批量性　一旦发生群体性化学中毒事件，立即出现大量伤员且伤情复杂。这些伤员除了会有中毒的特异性表现外，还会伴随非特异性表现；除了单纯的毒害，还会有爆炸伤、烧伤、挤压伤等其他伤害。所有伤员都需要及时救护。因此，按照常规方式可能无法完成群体性化学中毒事件的医疗救护任务。这种情况下，要采取军医性原则，对伤病员进行伤情检查和分类，实施分级救护。同时，采取果断措施，迅速将周边群众疏散出来。

3.危害的严重性　群体性化学中毒事件，从危害程度来说，要比其他一般事故大得多。由于大部分化学物质都是有毒甚至是剧毒的，它们进入人体后能与体内某些器官或组织发生化学反应，使机体正常的生理功能遭到破坏。于是，中毒后很快就有了特异性表现。如果抢救不及时或抢救措施不当，伤员在几十分钟甚至几分钟内就有死亡的可能。因此，救治化学事故伤员要争分夺秒，稍有迟疑或拖延就可能失去救治时机，造成无法挽回的损失。当然，危化品事故的实际杀伤力还与化学品种类、当地气候条件等因素有很大关系。

化学药剂对人的伤害作用不是通过外力对机体的机械打击作用而是通过它与机体特定的靶器官或靶分子的相互作用而达到的。前者的伤害是身体的局部，后者的伤害是全身。这种作用的结果是使人的生物学功能发生紊乱或改变，使正常功能无法发挥，代之以异常表现，如窒息、心律失常、抽搐、面色青紫、视力障碍、刺痛、幻觉等。即使死亡，也是在极度痛苦中死去的。所以，化学中毒伤员的表现是极其恐怖的，对目击者造成的心理冲击也是极其可怕的。

4.对人体毒性伤害的复杂性 虽然群体性化学中毒事件也可能造成烧伤或其他复合性伤害，但化学物质对人体的危害主要不是依靠物理上的力量，如原始的爆炸力、撞击力等，而在于化学物质的毒性。所以中毒必须有两个前提：第一，化学物质要有毒性，包括腐蚀作用、刺激作用、失能作用等；第二，化学物质要接触身体或进入身体。

有毒物质进入机体后，与机体的重要物质酶、蛋白质、核酸等发生作用，使细胞内各组分的含量和结构发生变化，使细胞的正常新陈代谢受到破坏，从而引起生理功能的紊乱。因此，救治化学伤员既不是固定、止血、包扎等简单技术可以做到的，也不是外科手术可以解决的问题，而是需要针对所中毒物的中毒原理，采取综合的抗毒治疗措施。国家有《危险化学品名录》和《剧毒化学品名录》，各种化学品毒性的资料在网络上可以查询到很多，在制定化学灾害救援预案时要附带相关化学品的毒性参数和治疗方案。化学物质进入机体的途径很多，主要是呼吸道吸入中毒，皮肤吸收中毒，消化道摄入中毒等。如芥子气渗透力极强，其滴落在皮肤上可引起皮肤溃烂，吸收入血后易对神经系统、造血系统、消化系统等造成危害。光气经呼吸道吸入中毒后，可引起严重的肺水肿，其液体沾染皮肤后也不容易造成中毒。对芥子气中毒的伤员，无论是现场救治还是救护所救治，皮肤消毒、全身洗消都关系到救治工作的成败，而对沙林等的防护重点就是要戴上防毒面具。

5.化学物质的扩散性和对相应区域污染的严重性 在群体性化学中毒事件中，泄漏的化学物质，特别是液态、固态等，在造成人员中毒的同时，可造成空气、土壤、水源等污染。由于化学物质难以分解，在被污染的位置上可以长期存在并保留其化学特性，不仅其毒害作用相对持久，对环境造成的损害也持续存在。化学物质对环境的污染需要处理，但这种处理难度相当大。如果用一种化学物质去治理另一种化学物质，显然是不明智的，而用生物修复的方法来治理污染环境，需要的不仅仅是技术上的进步，更重要的是财政上的支持。因此，化学泄漏的环境修复投入是相当巨大的，其效果也是难以估量的。

6.应急处置的专业性 在化学事件紧急救援行动中，毒源控制和伤员救治工作需要同步展开。不切断毒源，只抢救伤员，伤员还可能不断增多；并且只处理毒源不抢救伤员，中毒的伤员可能会很快死亡。这两个方面都是技术要求较高的环节，前者涉及防化工程技术，后者则涉及防化医学技术。治疗化学中毒伤员需要特效解毒药品。如果储备这类药品不足，或者储备的药品失效，或者根本没有特效的解毒剂，救援行动的效果就会大打折扣。

（二）群体性食物中毒事件

食物中毒是指食用了被生物性、化学性有毒有害物质污染的食品，或食用了含有有毒物质的食品后发生的食源性急性、亚急性疾病。其中，我国《食物中毒事故处理办法》规定，已经列入《中华人民共和国传染病防治法》管理的疾病，依照该法的规定执行。通常所说的大型食物中毒，一般是指发生人数超过30人的食物中毒事件。群体性食物中毒的暴发或流行具有人群、时间、空间分布特征，分析阐明病例的分布特征，对于揭示群体性食物中毒的发病原因，提出并采取有针对性的防控措施具有重要意义。

多数群体性食物中毒具有明显的季节性特征，如高温季节有利于未冷藏食品的病原菌繁殖，细菌性食物中毒在高温季节比较多见，一些动物性食物中毒如植物性食物中毒、贝类等也常具有季节性发病特征。几十年或更长时间的群体性食物中毒上升或下降趋势，称为群体性食物中毒的长期变化或长期趋势。研究群体性食物中毒的长期变化，需要建立群体性食物中毒监测体系，主动收集群体性食物中毒的发病资料，提高群体性食物中毒的报告发病率，真实体现群体性食物中毒的疾病谱变化。

群体性食物中毒事件的空间分布，是指发生中毒事件的地点或地点的分布情况。群体性食物中毒往往局限于某一特定场所，如家庭、学校、机关、工厂等，有时还可能殃及全村、街道等；较大规模的群体性食物中毒事件，有时可波及几个县、几个市，甚至一个或几个国家。不同的食品种类、供应及加工方式等，决定了食物中毒的疾病谱。某一地区的生态学特征决定了该地区的动物种群和植物种群，对病原体、宿主、虫媒以及中间宿主的分布和消长造成影响，从而对群体性食物中毒事件的分布造成影响。不同国家或地区群体性食物中毒的发生和病种也不尽相同，如我国东南沿海省区多发生副溶血性弧菌中毒，新疆等地主要发生肉毒中毒，北方地区多发生霉变甘蔗中毒等。群体性食物中毒事件按食物中毒病原分为化学性食物中毒、细菌性食物中毒、真菌性食物中毒和有毒动植物食物中毒。

二、急性中毒的诊断

急性中毒病情多急骤凶险且发展迅速，如不及时准确诊断，往往延误治疗，可使患者生命垂危。急性中毒诊断及时准确，一定要结合病史、临床表现、毒物检验和处理反应等综合分析。诊断急性中毒时，要仔细询问病史，了解中毒的相关信息：①明确中毒时间、毒物种类、中毒途径、中毒量；②弄清原发病史和中毒时的前后情况；③明确中毒现场处理的相关信息。

三、急性中毒的救治原则与措施

（一）生命支持

急性中毒的基本处理原则包括支持治疗，防止毒物继续吸收，促进毒物排泄或清除，特异性拮抗剂的使用和防止再次接触或暴露，而现场急救最重要的工作就是生命维持，也是抢救生命的核心。急性中毒发生后，脱离中毒环境，确保救治环境安全，对生命受到严重威胁的患者实施基本的生命救治，是成功抢救的根本保障。首要的是 ABCDE，即 A：维持气道通畅；B：维持呼吸、通气和氧合；C：稳定维持循环和血流动力学；D：监测和改善神经状态；E：控制暴露因素和环境。凡中毒者，原则上应建立大口径静脉通道，根据可能的中毒源，留取血标本及其他必要标本（如呕吐物或胃内容物、尿液、粪便、口腔或气道分泌物等），必要时给予静脉液体复苏术，维持容量及血流动力学平衡。不能自主排尿者，要留置导尿，每小时记录进入量。患有低氧血症或有缺氧倾向者，应给予鼻导管或口罩氧疗，使用口罩时应注意观察，以便及时发现并清除呕吐物或口咽部分泌物。注意监测心电、生命体征、神志状态及瞳孔等。

积极处理恶性心律失常，对心跳呼吸骤停者，只要救援人力等条件允许，应立即给予心肺复苏措施。在确定呼吸停止、意识丧失、大动脉搏动消失等心脏呼吸骤停征象后，应即时给予开展心肺复苏，即100~120次/分的胸外心脏按压和人工呼吸（每6秒一次），按压深度为5~6cm，保证胸廓充分回弹，按压与人工呼吸比为30∶2，如有条件应尽快给予除颤治疗等基础生命支持（basic life support，BLS）工作。

（二）解毒与促排泄

脱离中毒环境是治本之策。对现场能迅速确定中毒原因的，在条件允许的情况下，及时给予特异性毒物拮抗剂。值得注意的是，混合毒物中毒时，由于症状和体征的相互拮抗，某些特异性中毒综合征可能会失去"特异性"，而有些毒物则没有特异性的临床表现，不应过分强调寻找这些特异性表现而浪费宝贵的抢救时间，对症的基本支持才是最主要的基本治疗措施。促进毒物排泄是一种重要的治疗方法，可以用催吐、洗胃、导泻、利尿等方法来治疗。某些特定药物如水杨酸、苯巴比妥、氟化物等中毒者，应给予碳酸氢钠，使尿pH值升高，以利尿液碱化，促使毒物排出体外。

1.疑似食物中毒 停止食用可疑中毒食物；怀疑是细菌性食物中毒，早期给予广谱抗菌药；服药前采集患者血、尿、吐泻物标本送检；积极对症支持，救治患者。对昏迷、抽搐未控制、强烈呕吐、腹泻、消化道损伤的患者，应注意清除毒物的适应证和禁忌证。

2.疑似职业中毒 迅速脱离现场，如迅速将患者移离中毒现场至空气新鲜的上风向或侧风向场所安静休息，避免受凉，注意保暖，必要时可吸氧，密切观察24~72小时。医护人员迅速将患者按病情分类，做出相应标志，确保医护人员及时抢救。同时要防止毒物继续吸收，如脱去被毒物污染的衣物，用流动的清水对皮肤毛发及时反复清洗15分钟以上，对可能被皮肤吸收中毒或引起化学性烧伤的毒物更应充分冲洗，并可考虑选择适当的中和剂中和处理，对溅入毒物的眼睛应优先进行彻底冲洗（可用清水或0.9%生理盐水冲洗液）。

（三）对症支持治疗

保持呼吸道通畅，密切观察患者的意识状态和生命体征的变化，发现异常马上进行处理。保护各脏器功能，维持电解质、酸碱平衡等对症支持的治疗方法。高热者应以物理降温为主，在容量充分的基础上辅助使用解热镇痛药，必要时可慎重给予糖皮质激素。如有抽搐或惊厥者，立即控制惊厥；呼吸衰竭者应给予面罩通气或气管插管机械通气等抢救呼吸衰竭；休克征象者，给予扩容、改善微循环和血管活性物质等抗休克治疗，可用晶体液20~30mg/kg快速静脉滴注，必要时加用多巴胺5~15μg/（kg·min），从低剂量开始；对容量欠缺者，应及时给予容量复苏，纠正水、电解质紊乱及保护重要器官功能，预防和治疗继发感染等。对急性肾损伤（acute kidney injury，AKI）者，应给予血液净化疗法等；对心功能不全或有冠心病基础者，容量复苏时应谨慎扩容或缓慢补液，必要时给予利尿、强心等处理。对疑似脑水肿或颅内高压者，应早期进行脑水肿防治，保护脑细胞，必要时给予脱水剂等。

四、护理

（一）紧急护理措施

及时清除呼吸道分泌物，使呼吸道保持畅通，给氧吸入，必要时行气管插管。

（二）洗胃

（1）严格掌握洗胃法的适应证、禁忌证。

（2）洗胃液温度控制在25℃~38℃，不可过冷或过热。过热可促使局部血液循环加快吸收毒物；过冷可能会使胃蠕动加快，从而促使毒物排入肠腔。

（3）洗胃时，选用口径较大、有一定硬度的胃管，头端有多个侧孔，以免胃内容物堵塞管道，引流不畅。

（4）每次灌入量为300~500ml，如过多，可引起急性胃扩张，严重者可导致胃穿孔，同时也易引起液体反流导致误吸、呛咳；过少，则延长洗胃时间，不利于抢救。中毒物质不明时，第一次洗胃者要留标本作毒物鉴定。反复灌洗，直到洗出液体澄清没有味道为止。在洗胃过程中要注意，进入量与出水量基本相等，防止胃潴留现象的发生。

（5）密切观察洗胃过程中的病情变化，如果患者出现剧烈腹痛，血液被洗出，出现误吸、抽搐、窒息等情况，应立即停止洗胃，并采取相应的急救措施。

（6）洗胃完毕拔管时，应先夹紧或反折胃管尾端，以免管内液体反流入气管。拔管后要注意清除患者口咽部或气管中的分泌物及胃内容物。对灌入量、洗出量、洗出液的颜色、性质、气味及患者病情变化等进行观察并准确记录。做好终末消毒。

（三）病情观察

（1）密切观察患者的神志、瞳孔变化，及时发现患者有无烦躁、抽搐、昏迷等神志变化，观察患者意识障碍程度有无加重。观察患者瞳孔大小及对光反射情况，及时发现并判断患者有无脑水肿、酸碱不平衡等。

（2）密切监测并及时记录患者的体温、脉搏、呼吸、血压、心率、血氧饱和度等生命体征，观察呼吸频率、深浅及节律变化，发现各种心律失常，及时处置。准确记录患者的出入量和尿量，密切观察患者尿液的颜色、性状和尿量。

（3）密切观察患者皮肤的完整性、色泽、温湿度及弹性的变化，观察患者出汗情况，如有脱水现象，应及时给予补液。如果出现皮肤黏膜溃烂或破损，要及时处理，防止感染的发生。

（4）呕吐、腹泻严重的患者，应详细记录呕吐物、排泄物的颜色、性质、量等，必要时留标本送检。

（5）注意监测患者肝功、肾功、血电解质、血糖、血气分析等化验指标，发现异常及时向医生报告，并对症处理。

（四）休息及饮食

急性中毒的人要卧床休息，注意保暖。在病情允许的情况下，尽可能鼓励患者进食。急性中毒患者的饮食应以高蛋白、高碳水化合物和高维生素的无渣饮食为主，对腐蚀性毒物中毒的人应以乳类等流质饮食为主。

（五）对症护理

对吞食腐蚀性毒物者应注意口腔护理，对患者口腔黏膜变化要密切观察；昏迷者要注意保持呼吸道通畅，及时吸痰，保持呼吸功能有效，经常翻身，防止发生压力性损伤；惊厥时要做好防护，避免患者坠床、碰伤，遵医嘱使用抗惊厥药；高热者，进行物理降温；尿潴留患者给予留置导尿，使会阴部保持清洁，防止感染等。

（六）心理护理

认真细致地做好患者心理状态的评估，特别是服毒自杀的患者，要做好患者的心理护理，同时注意防止患者再次自杀。

（七）健康教育

1.加大防毒宣传力度 在厂矿、农村、城镇居民中结合实际，向广大群众介绍预防和急救中毒的相关知识。如初冬季节宣传预防煤气中毒的相关知识，下乡喷洒农药时宣传如何预防农药中毒等。

2.不吃有毒或变质的食物 在食用特殊食物前，应注意了解是否有毒，不要食用有毒或变质的动植物。如无法分辨是否有毒的草芥，疑似有机磷农药毒死的家禽、河豚，新鲜腌制的咸菜或变质的韭菜、菠菜、萝卜等，都是不能吃的。

3.加强对毒物的管理 严格遵守相关毒物的保护管理制度，加强对毒物的看管。厂矿生产有毒物质的设备要密闭化，防止有毒物质外泄。生产车间、岗位要加强通风换气，防止有毒物质聚集引起中毒。农药中的杀虫剂、鼠药和除草剂毒性很大，所以要加强保管，明确标识，防止误食。

第九节　意识障碍

意识障碍是指人对周围环境及自身状态的识别和觉察能力出现障碍。它是由多种原因引起的一种严重的脑功能障碍，是临床常见症状之一，包括"觉醒状态"和"意识内容和行为"异常。昏迷是最严重的意识障碍类型，主要表现为意识持续中断或完全丧失，不能认识内外环境，对刺激反应异常或反射活动异常。它是病因复杂的一种病理状态，是病情危重的信号。

一、诊断

1.病史及病因　注意发生意识障碍的急缓史、既往史、外伤史、酗酒史、服药史等情况。突然昏迷多考虑脑溢血、脑栓塞、脑病高血压；短时间的昏迷要考虑一过性脑供血不足的可能性；昏迷前有剧烈头痛、呕吐，颅内压可能较高，应考虑脑肿瘤、脑脓肿、脑溢血、脑膜炎等。

2.临床表现　意识障碍按觉醒障碍分为嗜睡、昏睡、昏迷不醒；按意识内容障碍分为意识不清和谵妄两种。

3.体格检查

（1）生命体征

①体温：增高提示患有感染性疾病；过高则可能是中暑和脑干损伤；过低提示休克、肾上腺皮质功能下降、冻伤或过量服用镇静药物等。

②脉搏：不均匀可能是心脏病；虚弱无力提示有休克或内出血等表现；速度过快可能是感染、心衰、高热或甲状腺功能亢进的危象；过缓说明颅内压增高。

③呼吸：深而快的规律性呼吸常见于糖尿病酸中毒，称为Kussmual

呼吸；浅而快的规律性呼吸见于休克、心肺疾患或安眠药中毒引起的呼吸衰竭；间脑和中脑上部损害常引起潮式呼吸（Cheyne-Stokes呼吸）；病变损及延髓可以出现深浅及节律完全不规则的呼吸（共济失调性呼吸）；呼吸不规则多见于中枢神经系统疾病，间歇性呼吸提示患者预后不良。

④血压：过高提示颅内压增高、脑出血、高血压脑病、尿毒症等症；过低可能出现休克、糖尿病性昏迷、镇静安眠药及成瘾性药物中毒、肾上腺皮质功能下降、深昏迷状态等。

（2）神经系统检查 包括瞳孔大小（双侧散大，存在光反射，考虑中毒如阿托品、氰化物等）；双侧缩小见于吗啡中毒和氯丙嗪中毒；针尖样瞳孔考虑脑桥被盖部出血，双侧不等大考虑脑疝形成（或视神经损伤）、对光反射、肌力、生理反射、病理反射等因素。眼底检查有助于诊断颅内高压。

（3）一般检查 有无水肿、脱水、黄疸、皮疹、出血点、发绀、外伤；有无熊猫眼，耳、鼻漏等。气味：酒味是急性酒精中毒，肝臭味提示肝昏迷，苹果味提示糖尿病酮症酸中毒，蒜味提示有机磷中毒，尿臭味（氨味）提示尿毒症，苦杏仁味提示氰化物中毒。

4.辅助检查 血、尿常规、血生化、血气分析、血氨、脑脊液检查等；根据病情选择相关检查，如头部CT及MRI、EEG、心电图、胸片、B超等。

5.诊断思路 第一步，判断是否为昏迷（排除其他诊断）；第二步，判断昏迷程度（Glasgow昏迷评分危险程度的评估）；第三步，判断昏迷的原因（昏迷的发生率、起病的缓急、既往史、伴随症状、有无外伤等意外事件）。

6.病因诊断 病因诊断包括颅内疾病引起的意识障碍和颅外疾病。

二、治疗

1.重症监测 心电监测：体温、脉搏、心率、血压、呼吸、氧饱和度等生命体征；脑功能监测：观察意识障碍程度的变化，瞳孔、眼球和肢体运动状况等，有条件的可以做颅内压监测、脑电图监测；紧急检查血、尿常规，生化，电解质，血气分析。

2.一般治疗 快速清理呼吸道，保持气道畅通，防止误吸；尽快建立静脉通道，通过补液或用药等方式，确保患者血压处于正常以上水平，确保脑供血和抢救药物的给予；对呼吸、心搏骤停者，要马上进行复苏治疗。

3.急救处理

（1）保持呼吸道通畅，吸氧及应用呼吸兴奋剂，必要时气管插管或切开气管行呼吸机辅助呼吸。

（2）维持有效血压循环，给予强心、升压药物，纠正休克。

（3）控制高血压和体温过高：降压药尽量静脉使用，如乌拉地尔连续输注；体温明显升高、不易退热者，可采用静脉快速输注冰盐水、电子降温设备等方式诱导降温。

（4）颅压高者，给予脱水药、降压药，如甘露醇、甘油果糖、七叶皂苷钠、呋塞米等，必要时可行脑室穿刺引流术、去骨瓣减压术等。

（5）给予脑代谢促进剂（如胞磷胆碱、脑活素等）及促醒药物（如纳洛酮、醒脑静等）。

（6）控制癫痫（地西泮、苯巴比妥钠、丙戊酸镁等）。

（7）预防或抗感染治疗。

（8）纠正水、电解质、酸碱平衡紊乱，营养支持治疗。

（9）病因治疗：迅速查明病因，针对病因进行治疗，如低血糖者补充糖分，中毒者排毒，必要时进行净化血液的治疗。镇静过度，停用镇静药物。

4.并发症的防治 消化道出血（泮托拉唑、埃索美拉唑等质子泵抑制剂）；肺部感染（加强翻身拍背，吸痰，抗感染，化痰）；泌尿道感染（尿道口和外阴部看护）；压力性损伤（加强翻身，按摩身体受压部位）；肾衰竭（慎用伤肾药物）；下肢深静脉血栓形成（穿弹力抗栓袜，使用抗栓泵，禁止按摩下肢）。

三、护理

（一）急救护理措施

昏迷患者的急救原则是：开放气道，维持有效氧合和循环，保护重要脏器功能，尽早明确昏迷原因，进行病因治疗。在急诊接诊昏迷患者后，应立即根据A（airway）、B（breathing）、C（circulation）、D（drug）、E（early）的步骤进行评估急救，同时监测生命体征、血氧饱和度、采集心电图、抽取血液标本、完善其他相关检查。

（二）一般护理措施

1.保持气道通畅，合理氧疗　根据患者呼吸困难和缺氧程度选择合适的氧疗方式，常用的氧疗方式有：鼻导管吸氧、面罩吸氧、经鼻高流量吸氧、无创机械通气、有创机械通气等。氧疗期间，动态评估患者缺氧状态的改善情况，根据动脉血气结果调整方案，维持氧分压80~100mmHg，二氧化碳分压35~45mmHg即可。

2.预防感染和控制高热　任何侵入性护理操作应严格遵守无菌技术操作规程。抬高床头30°~45°，预防坠积性肺炎的发生；保持良好的口腔卫生，预防定植菌移位引起的肺部感染；减少使用导尿管，预防尿路感染。经常进行咽拭子、血、尿及伤口分泌物的培养，合理选用抗生素控制感染。高热会影响脑功能，可采用物理降温方法，如冰毯、戴冰帽或人工冬眠疗法等，必要时可选用安乃近、柴胡等药物降温。

3.注意营养支持　对于处于昏迷状态的患者，肠内营养应用的合理充分，可减少感染机会，减少并发症的发生，也是预防压力性损伤的关键。可用鼻饲管给患者鼻喂奶、豆浆、汤、粥等流质或半流质饮食，必要时给予配方剂或肠外营养品。对营养支持效果、患者耐受能力及并发症进行动态评估，并采取相应措施。

4.维持坐姿　长期处于昏迷状态的患者，在坐姿或站立时，会对脑干的上行网状结构产生唤醒作用，同时能保持最佳体位，有助于减轻肌肉痉挛，让患者有更好的机会进行知觉表达。

5.促醒护理 提倡对昏迷患者高强度多种感觉的刺激，因为网状激活系统主要与催醒和觉醒有关，通常对所有感觉刺激（包括疼痛、压力、触觉、视觉、听觉等）起反应。常用的促醒护理方法包括：①语言呼唤：如让其亲近的人讲难忘的事或物，每天1~2次，每次40~50分钟。②音乐疗法：如放患者平时最喜欢的音乐或轻松愉快的广播，音量以常人能听清楚为宜（20~50dB），每日6次，每次10~15分钟。③运动刺激：如予以被动的肢体活动。④光线刺激：如在光线较暗的环境，用手电分别包上红、绿、蓝彩纸和本光源，对患者进行头面部侧面和正面的照射，每日6次，每次8下。⑤其他刺激：包括味觉刺激、疼痛刺激、嗅觉刺激、温度刺激、针灸刺激等。

6.基础护理

（1）口腔护理 使用具有消毒作用的口腔含漱液进行口腔护理，每6~8小时一次，为预防口唇干裂可涂甘油。口腔黏膜有破溃的人，可局部涂抗生素药膏。张口呼吸者，口鼻覆盖双层湿纱布，避免口腔和呼吸道黏膜干燥。

（2）护眼 眼角有分泌物时应用毛巾擦净；眼闭不全者涂抗生素眼膏，然后用凡士林纱布条遮盖保护。

（3）皮肤护理 患者需在入院后8小时内完成压力性损伤风险评估，并根据病情动态评估，做好预防措施。昏迷患者需要护理人员定时翻身，每隔2小时至少翻身一次，保持床单柔软、清洁、干燥、平整，气垫床要敞开。骨突处和经常受压部位可用泡沫敷贴保护，并垫成楔形的垫子，注意观察受压部位皮肤颜色、皮温、硬结等情况，在医疗器械下观察皮肤，以免发生器械性压迫损伤。失禁者及时进行皮肤清洁，每日晨晚进行温水擦浴，大小便后对会阴部、肛周及时进行清理。如果要搬动患者，应将患者抬离床面，不能拖动，以免擦伤皮肤。协助肢体瘫痪患者做肢体按摩和被动操，并保持功能位，及早康复训练。

（4）会阴护理 昏迷患者多有尿潴留或尿失禁，需要使用导尿管、外套袋或吸收垫等。做好导尿管的日常养护工作，保持导尿管的通畅，避免扭曲和压迫，注意保持会阴部的清洁和干爽，防止泌尿系感染。根据患者病情动态评估留置导尿的必要性，及早拔除导尿管，进行自主排尿诱导。

（5）大便护理　昏迷患者出现便意时，常有不安的表情和姿势，可使用大便器，便秘者应及时处理三天以上，以防因用力排便而导致颅内压增高，可用润滑剂辅助排便或给予膳食纤维丰富的营养配方解决便秘问题。大便失禁者，要注意肛门和会阴部的卫生，需要及时清理皮肤，可用皮肤清洗剂使皮肤酸碱度平衡。

第十节　多器官功能衰竭

多器官功能衰竭（multiple organ failure，MOF）是一种病因繁多、发病机制复杂、病死率极高的临床综合征，是指机体在经受严重损害（如严重疾病、外伤、手术、感染、休克等）后，发生两个或两个以上器官功能障碍甚至功能衰竭的综合征。

当机体受到严重感染、创伤、烧伤等严重打击后，两个或两个以上器官发生序贯性功能障碍，称为多器官功能障碍综合征（multiple organ dysfunction syndrome，MODS）。MODS是1992年提出的概念，指各种疾病导致机体内环境稳态的失衡，包括早期多器官功能不全到多器官功能衰竭的全过程，是比多器官功能衰竭认识更早、范畴更广的概念。MODS是严重感染、创伤和大手术后最常见的病死原因。MODS概念的提出是对MOF认识进步的结果，MOF是MODS的终末阶段。以MODS的概念代替MOF，反映了人们对多器官功能衰竭的更深入的理解和认识，将MODS定义为一个连续的完整的病理生理过程，包括从早期病理生理改变到终末期器官功能衰竭，确立了动态的、开放的MODS概念，为MODS的早期认识、早期诊断和早期干预奠定了基础，具有重要的临床意义。

一、临床表现

MODS临床过程分为两型，即：①双相迟发型：在严重创伤、出血、休克等原发损伤打击下，患者先出现短期呼吸功能不全或肾功能不全、凝血功能不全，之后出现短暂的稳定期，随着败血症或脓毒症等严重感染的发生，患者病情急剧恶化，随后出现更多的器官系统功能障碍，如肾衰竭、肝衰竭、凝血系统衰竭等；②单相速发型：以严重创伤、出血、休克为诱因，在这些损伤打击后的12~36小时内，先后出现呼吸衰竭、肾衰竭、凝血衰竭或肝衰竭。

由于原发疾病各不相同，个体差异明显，各脏器功能紊乱的发病时间不一致，一般发病顺序不固定。但最先出现功能衰竭的是呼吸系统，之后肝脏、胃肠道、肾脏相继出现衰竭。呼吸衰竭导致ARDS，临床上有明显的进行性呼吸困难和青紫，肺顺应性减退。PaO_2低于50mmHg或需要吸入50%以上氧气才能维持PaO_2在45mmHg以上。在ARDS发生后的2~3天多会出现肾功能障碍，表现为少尿或无尿，血肌酐及尿素氮急剧上升，并常伴有高钾血症和代谢性酸中毒。肝功能衰竭常与肾功能衰竭同时发生，表现为血胆红素增高，黄疸，肝功能不正常。随着病情进展，随后出现中枢损害，表现为反应迟钝，神志不清，有轻度定向力障碍，最后出现进行性昏迷。晚期可发生急性胃肠黏膜的损害，常有不同程度的消化道出血，24h内失血超过600ml。凝血功能衰竭表现为血小板计数进行性下降（$<50\times10^9/L$），凝血酶时间、凝血酶原时间和部分凝血活酶时间均延长达正常的2倍以上。DIC的发生多是患者临终前的表现，往往预示着病情已经很难逆转。

临床上将MODS的表现按疾病发展和器官受累分为四期：第一期主要表现为轻度呼吸性碱中毒、循环血量增加和轻度肾功能异常。第二期患者呈亚稳定状态，表现为呼吸急促，缺氧，血流动力学可为高排低阻型，氮质血症，分解代谢增强，肝功能异常，血小板减少等。第三期出现MODS表现，全身状况不稳定，心脏排出量减少，出现休克、水肿、严重缺氧、氮质血症加重、代谢性酸中毒、黄疸、凝血功能异常等，这一期患者需要各种支持治疗。第四期患者处于临终状态。

二、治疗

治疗重点包括有效治疗原发疾病，努力调节过度的炎症反应和异常的免疫反应，积极治疗内毒素血症，有效调节慢性基础疾病等。做到对MODS早识别、早检查、早诊断、早治疗。具体治疗措施如下。

（一）病因治疗

控制原发疾病是MODS治疗的关键，治疗中应早期去除或控制诱发MODS的病因，避免机体遭受再次打击。如果不处理病因，只对功能衰竭的器官进行系统治疗，即使竭尽全力也很难获得成功。对高危患者要迅速转入ICU治疗，应用现代监测技术，及早进行呼吸和循环支持。对开放性创伤的患者，早期手术清创是防止感染的一项重要措施。对已明确的感染病灶，必须及时进行引流，对坏死组织进行彻底清除。及早应用抗生素，尽量使感染病灶局限化，减少毒血症。对于已经发生MODS的患者，要当机立断，在加强脏器功能支持的同时，尽快手术，以免最后失去抢救机会。手术方式要简便、快速、起效快，以抢救生命为第一目标。

（二）及时有效的液体复苏

1.尽可能及早纠正低血容量、组织低灌注和缺氧 不管什么原因，低血压都会造成细胞缺氧，细胞转向厌氧代谢，产生毒性代谢产物，造成血管通透性改变，血管内容量减少，微循环功能紊乱。在复苏液的选择上量重质轻，做到"缺多少补多少"；紧急情况下，可采取"有什么补什么"的原则，不必苛求液体的种类而耽误抢救。

2.纠正隐性代偿性休克 休克患者早期虽生命体征和血流动力学指标尚稳定，但却存在微循环障碍，内脏处于缺血状态。胃肠内pH监测，对指导纠正隐性代偿性休克、维护胃肠黏膜屏障功能完整、防止细菌和内毒素移位十分重要。若胃肠内 pH < 7.320，MODS的发生率和患者的死亡率都明显升高。

3.自由基清除剂的使用 由于休克复苏后缺血——再灌注损伤，产生大量氧自由基，造成组织细胞受损，所以，要使用抗氧化剂。临床常用的有维生素C、维生素E、谷胱甘肽等，使用原则为早期足量。

（三）控制感染，减少医源性损伤

1.加强病房管理，减少侵入性诊疗操作 危重患者所处的特殊环境，大量抗生素的使用，造就了一批多重耐药性菌株，它们被植入环境，等待入侵的时机。工作人员的双手，被污染的医疗器械和用品，都是重要的传染源；院内感染可能成为二次打击；各种侵入性的诊疗操作，都能增加危重患者感染的概率。因此，对危重患者要加强防护，特别是对各种导管的使用、消毒杀菌等环节要认真对待，最大限度地减少不必要的侵入性诊疗操作。

2.选择性消化道去污染 基于对肠源性感染对危重患者构成威胁的认识，对创伤或休克复苏后、急性重症胰腺炎等患者采取消化道去污染措施，使肠道这一人体最大的细菌储存库得到了明确的控制。对肠道不易吸收的、选择性抑制革兰阴性需氧菌和真菌采取口服或鼻饲的抗生素。最常用的组合配方为多黏菌素＋妥布霉素＋两性霉素。

3.合理使用抗生素 抗生素治疗应强调序贯性，即在获得培养和药敏报告前，按经验性抗生素方案给药，用抗生素覆盖所有引起感染的致病菌，应用对肝肾功能影响最小的抗生素，如抗厌氧菌甲硝唑、抗需氧菌第三代头孢菌素等；取得药敏结果后，应选择更有针对性的抗生素进行治疗，以达到最佳的治疗效果，但需防止双重感染的发生；应用一段时间后，患者病情有明显改善，可考虑改用口服药物巩固疗效。

当感染由多种致病菌引起时，往往需要广谱抗菌药或几种抗菌药的联合应用，此时应注意以下几点：①除外伤、大手术、休克复苏后、重症胰腺炎等情况外，无须预防性使用抗生素进行防感染，只需在感染高危期短时间使用即可。②根据明确或最有可能感染的病灶和该部位最常见的致病菌选用抗生素，同时考虑细菌的耐药性。③在用药72小时后判断疗效，除非病原菌已明确，一般不宜频繁更换抗生素。④对经积极抗生素治疗效果不佳的重度感染者，应考虑真菌感染的可能性，及时选用抗真菌药物治疗。

4.提高患者的免疫力　多种原因导致的MODS患者细胞、体液免疫、补体和吞噬系统受损，容易产生急性免疫功能障碍，增加感染机会，对病情演变和预后均有重要作用。因此，保持和提高患者的免疫功能是预防和治疗感染的重要环节。临床上可采用丙种球蛋白制剂、人血白蛋白等，使患者的免疫功能得到提高。

（四）器官功能支持

1.循环功能支持　MODS患者常发生心功能不全，血压下降，微循环淤血，组织氧利用障碍等变化。因此，加强心功能监测对提供积极的循环支持有重要意义。

（1）密切监测血压、心率等生命体征变化及周围循环状态。

（2）维持有效血容量，保证重要器官灌注。

（3）加强抗心力衰竭治疗。

（4）及早纠正低血压及低灌注状态。

2.呼吸功能支持　发生MODS时肺是最早受累器官，表现为急性呼吸窘迫综合征（acute respiratory distress syndrome，ARDS）。积极控制和治疗ARDS是治疗MODS的关键，其治疗措施包括：①提高供氧：氧疗是治疗呼吸衰竭的必要手段，以改善氧分压、减轻呼吸肌及心脏负荷为目的。当患者动脉血氧分压（PaO_2）$<$ 60mmHg，和（或）动脉血二氧化碳分压（$PaCO_2$）$>$ 50mmHg时即可采用机械通气方式来改善氧合。②保持气道通畅：呼吸兴奋剂可在气道通畅的基础上酌情应用，如果气道梗阻得不到改善，呼吸兴奋剂不但无益，反而增加了无效的呼吸肌做功，增加了氧的消耗。③处理机械通气引起的血压下降和器官低灌注之间的矛盾。④在积极抗感染的同时，可酌情给予肾上腺皮质激素，使毛细血管通透性降低。

3.肾功能支持 通过支持手段维持血容量，维持心排出量，维持肾血流量，维持尿量。对于尿量少或无尿性肾衰竭的患者，应及早采用肾脏替代疗法，严密监测血液血尿素氮（BUN）和血肌酐（CR）变化，注意酸碱和电解质平衡，避免用毒性强的药物治疗肾脏。

4.肝功能支持 预防肝功能障碍和功能衰竭没有特别的方法，但是在抗休克治疗的基础上，有效地防治肺、心、肾功能衰竭，同时也是预防肝功能障碍。充分的血液循环，充足的氧气供应，有效控制感染，以及保肝药物的应用，都有助于保护肝脏功能，防止肝细胞受损。大剂量的维生素C有利于保肝，有利于人体内氧自由基的清除。病情需要时，可应用人工肝置换，也可应用血浆置换。

（五）营养和代谢支持

营养和代谢支持的重点在于尽量保持正氮平衡，而不是一般的热量供应。根据个体差异应用不同组合的代谢支持配方，是改善预后的重要条件，也是阻止病情继续发展的关键环节之一。

针对MODS患者的代谢营养支持可分肠外（PN）和肠内（EN）两大类。发生MODS时，由于血液灌注不良、缺血缺氧、营养不良等应激因素都会使胃肠道成为受损的靶器官，造成胃肠黏膜屏障功能紊乱，肠道细菌内毒素发生位移，进而引发肠源性感染。表现为肚子胀气，肠鸣音消失，麻痹性肠梗阻，应激性溃疡等。针对这种情况可采取以下治疗方法：①在改善胃肠道血液灌注的同时，应用血管活性药物改善全身血液循环。②应用氧自由基清除剂，缓解胃肠道缺血和再灌注的损伤。③进行肠内营养早期应用肠道营养激素，对胃肠黏膜起到保护作用，促进胃肠黏膜细胞再生。④微生态制剂使肠道微生态恢复平衡。

根据MODS患者病情的进展程度，营养支持可分阶段进行。第一阶段，即患者处于高度应激状态，虽然初步纠正了有效的循环量和水、电解质平衡，但胃肠功能仍有障碍，此时应采用完整的胃肠外营养（TPN）。每天从中心静脉或周围静脉输入TPN营养液，提供患者所需的全部能量。第二阶段，当病情得到缓解，胃肠道功能有明显恢复时，可同时进行肠内营养和肠外营养。它的配方要合理组合，肠内营养应给予易消化、吸收的元素饮食；第三阶段，即病情得到彻底控制，待胃肠道功能完全恢复后，再逐步过渡，直至肠内营养完全应用。

三、护理

（一）严密观察及病情监测

加强系统和器官功能监测的目的在于尽早发现MODS患者器官功能障碍，通过对各种监测数据的准确分析判断，及早采取适宜的治疗措施，做到早期发现，及时纠正，最大限度地控制器官功能损害，最大限度地减少受损器官的数量。

1.生命体征监测　通过对MODS患者体温、心率及心律、呼吸频率和节律、血压及其变化趋势的准确监测，为病情判断提供可靠依据。如MODS患者严重感染合并脓毒症休克时，血温可高达40℃以上而皮温可低于35℃，往往提示病情危重；脉搏的强弱及节律可反映出血容量和心脏、血管功能状态。还可以借助仪器通过对心率的分析，间接判断心排量以及休克指数。

2.尿量监测

（1）尿量变化　是肾功能变化的最直接指标，当尿量＜30ml/h时，提示肾血流灌注不足；当尿量＜400ml/24h，提示有一定程度的肾损害；当尿量＜100ml/24h时，提示肾衰竭。

（2）血尿素氮　尿素氮是体内蛋白质代谢产物。正常情况下，血中的尿素氮主要是通过肾小球滤过，当肾实质受到损害时，肾小球滤过功能就会降低，从而增加血尿素氮浓度。因此，测定尿素氮在血液中的浓度，就能判断肾小球的滤过功能。

（3）血肌酐　肌酐是由肾小球滤过而排出体外的肌肉代谢产物，因此血肌酐浓度升高反映的是肾小球滤过功能障碍。

3.意识状态监测　MODS患者晚期可出现嗜睡、昏迷等。所以通过观察意识状态、神志和意识水平，可以及时发现中枢功能紊乱。

（二）危重患者护理常规

1.安全护理　护士要加强责任心，及时对潜在危险因素进行评估和发现。对于病情严重、心情烦躁的患者，要给予适当的约束并加挂床档，同时加强床边监护，防止坠床、脱管等意外情况的发生。

2.皮肤护理　保持皮肤清洁、干燥，定时给患者翻身，避免局部皮肤受压时间过长而造成压力性损伤。

3.饮食护理　MODS患者处于持续的高代谢状态，充足的营养支持对病情的改善至关重要，应给予患者高蛋白、高热量的饮食。不能经口进食者，可通过鼻饲管或胃肠造瘘等方式进行胃肠内的营养补给；消化道功能障碍者，可给予肠外营养或将二者合并应用于肠内、肠外营养。

4.用药护理　MODS患者在用药治疗期间应密切观察药效和药物不良反应，及早就诊。如洋地黄类药物易引起中毒，表现为恶心、呕吐、心电图改变等；利尿剂会导致电解质紊乱，特别是低钾血症；血管扩张剂要从小剂量、低滴速开始，滴速要根据血压的高低进行调节，防止出现直立性低血压。

（三）针对衰竭脏器的专项护理

1.呼吸衰竭患者的护理

（1）定时翻身叩背，促使痰液咳出，保证氧疗效果，必要时行机械通气，行气管插管或气管切开。

（2）人工气道护理。行气管插管、切开气管的患者应做好以下几点：固定气管插管或气管套管，定时探测气囊压力，记录气管插管暴露的长度；做好呼吸道的湿化和温化工作，根据痰液的性状，调节湿化的程度；及时吸痰，保持呼吸道通畅，掌握吸痰技巧和时机，在进行无菌技术操作时，要严格进行吸痰操作。

2.循环衰竭患者的护理 卧床休息，使患者的体力活动受到限制，避免情绪激动，以减少心肌耗氧量；用输液泵严格控制输液速度和输液量，确保液钠平衡；密切监测血流动力学指标，减缓MODS进程。

3.肾衰竭患者的护理 肾性因素引起的少尿期要严格控制进入量，宁少勿多，以维持液态平衡为宜。控制多尿期补液量，保持水、电解质和酸碱的平衡。在进行血液透析时，注意严格无菌操作，做好管路护理，并对各项化验指标的变化进行监测。

4.肝衰竭患者的护理 严格卧床休息，控制饮食。早期以高热量、高蛋白、高维生素、易消化的食物为主，在伴有肝性脑病的情况下，对蛋白质的摄入要严格限制。当患者出现腹腔积液、腹泻等症状时，采取相应的对症处理。

5.胃肠功能障碍患者的护理 密切观察消化道症状，寻找病因，及时就诊。遵照医嘱，服用胃肠黏膜保护药。如果患者出现出血症状，就需要准确评估出血量，必要时补充血量。

（四）心理护理

MODS患者由于病情较重，病情变化较大，常有焦虑、急躁、恐惧等心理，护士在护理过程中，应加强与患者的沟通，及时了解患者的心理需求，主动向患者说明各种管道、仪器的作用和使用的必要性，消除患者因周围环境而产生的心理压力。在鼓励患者树立战胜疾病的信心的同时，还要注意家属情绪的稳定。对于处于恢复期的患者，应鼓励他们做一些力所能及的事，以逐步消除依赖心理。

第七章　特定灾害事件救援护理

第一节　自然灾害

一、地震

（一）地震的概述

地震又称地动、地震动，是地壳快速释放能量过程中引起的地球表层的震动，期间会产生地震波导致地面震动的一种自然现象。地球上板块与板块之间相互挤压碰撞，造成板块边沿及板块内部产生错动和破裂，是引起地震的主要原因。地震具有突然性、不可预见性和危害性大的特点，是给人民生命财产造成重大威胁的自然灾害之一。据统计，地球上每年约发生500多万次地震，也就是平均每天发生上万次不同强度的地震。其中绝大多数太小或太远，以至于人们感觉不到。当前的科技水平对地震短期预报的效率低下是显而易见的，关于地震事件无法做到精确和可靠的预测。

地震发生时，会产生地面振动及晃动的现象，同时地面出现断裂、地裂缝、建筑物倒塌等现象。地震发生的地理位置不同，造成的受伤人群有所不同。地理位置、地震强度和烈度不同，决定了地震产生的危害、损失及人员伤亡数量的大小。地震的大小称为震级，用来表示地震的强度。地震烈度是指地面及房屋等建筑物受地震破坏的程度。地震对人类的影响由其震动力大小决定，一般小于3度的烈度人无法察觉。震级及烈度越大，对现场环境及人类的伤害越大。

（二）地震灾害现场环境

1.受灾面积大，破坏严重，现场危险大　由于地震事发突然，会造成居民房屋破坏、基础设施损坏、人员恐慌等，所以地震现场环境一般很混乱。

2.次灾害多、灾情复杂而严重　地震发生后除引起道路断裂、断水、断电外，还存在余震及引发火灾、水灾、毒气泄漏、瘟疫等次灾害的可能性。它破坏了自然环境和原有的社会平衡，给人类生活、现场救援、转运伤员带来严重困难。

3.伤情复杂、伤亡人数多　地震时会突然出现大批伤员，伤病员多为多方式复合伤，伤情复杂多样，对救护人员急救技能及应急救援能力要求高。若救护不及时，会增加伤员死亡率。

4.交通、通讯工具障碍　地震对基础设施的损坏，增加医务人员对伤病员的急救难度，同时道路损坏影响了外来救援物资、人员救援速度，通讯工具障碍使救援协调工作不能快速有效地沟通。

（三）地震灾害致伤特点

地震造成伤害的关键是由房屋倒塌造成人体砸伤、压伤。头颅、胸腹、四肢、脊柱、骨盆均可受伤。常表现为突然出现、大批量的、多发伤伤员。按具体分类如下所述。

1.各种原因导致的骨折　多为建筑物压砸所致，在地震所致伤中占第一位。包括四肢骨折、脊柱骨折、骨盆骨折、肋骨骨折等，伤员可表现为单处或多处多发的闭合性、开放性或粉碎性骨折，部分伤员合并皮下血肿或大出血等症状，其中多发伤、复合伤伤员较多。脊柱骨折伤员在搬运过程中，易增加伤员截瘫的风险。

2.肢体缺如　由于外力造成患者肢体断裂或截肢。此类患者易发生大出血和感染。

3.软组织损伤　发生地震时，人们在逃离过程中的摔伤、碰撞及坠落、倒塌物易造成软组织损伤。此类伤情也较多见，病情较轻。

4.挤压综合征　该病是由于机体长时间受到挤压导致的局部肌肉创伤性横纹肌溶解所引起的一组全身性损害，自然或人为灾害是其主要的诱因。在地震灾害中发生率高，死亡率极高。挤压综合征的表现常在解除压力之后发生，其局部症状包括受伤部位的淤血、水肿、皮肤挫裂伤、肌肉疼痛肿胀；全身症状包括发热、恶心、呕吐、心慌、头晕、少尿、无尿、茶色尿等症状。

5.颅脑、胸腹部损伤 颅脑损伤，伤情复杂，病死率高。严重的颌面及五官损伤会影响伤员生理功能，导致功能障碍，若不及时施救，伤员的生命会受到严重威胁。

6.心理创伤 地震对人类的生命财产带来很大的损伤，同时造成人们心理的恐慌、害怕及失去亲人的悲伤，对未来生活迷茫的心理问题。

（四）地震灾害现场救援护理

地震发生后应组织当地群众积极开展自救互救，医护人员到达现场后应依据"先救命后治伤"的原则展开救治，对伤病员按"轻、重、缓、急"进行分类，同时用"红、黄、绿、黑"的颜色做好标记，方便后续支援医护，快速投入抢救。

1.地震的自救互救 日常应加强人们自救互救知识培训，提高自救互救能力，当发生地震时，一定要沉着冷静，切忌大喊大叫或因惊吓过度导致精神崩溃延误自救时机。在救援人员到来前，先进行自我救治，如止血、包扎、固定等；震后，救援人员需要一定时间才能赶到灾区，灾区人民应第一时间内迅速、有组织地组织幸存者及轻伤病员展开互救工作，根据声音及幸存者提供的信息，迅速找到伤病员的位置，对砸压及掩埋的伤病员进行救助，帮助伤病员脱离危险环境，有条件者可快速将危重伤病员转送至医疗机构。

2.地震灾害现场救援护理 地震现场救治护理首先应解除威胁伤病员生命的危险因素。地震发生后会出现大批量的多发伤、复合伤的危重伤病员，对护理人员的急救要求很高。护理人员应分工分组，又密切协作，做到准确、及时、安全、有效地分诊、检诊，并做到及时识别影响伤病员生命安全的危险因素，给予准确的处理措施，减轻伤病员的死亡及致残率。

（1）预防休克　地震伤早期死亡的主要原因为创伤性休克和大出血。在现场救治中护理人员要及时识别创伤性休克伤病员，配合医生进行救治，保持患者呼吸道通畅，有条件者可给予氧气吸入，迅速建立静脉通路，补充血容量，有出血者给予止血处理。必要时使用抗休克裤。合并其他损伤，如颅脑损伤导致脑疝，应立即对脑部创伤进行处理，并给予脱水治疗。

（2）保持呼吸道通畅　保持呼吸道通畅是抢救伤病员的重要环节。首先应将被掩埋的伤病员面部进行清理，对俯卧位的伤病员进行体位管理。伤病员由于气道异物造成的气道梗阻和窒息，应立即清除伤病员口鼻异物；舌后坠导致的气道阻塞，应立即将舌头牵拉固定；同时将伤病员头偏向一侧或置于侧卧位，解开伤病员衣领和腰带，必要时使用鼻咽或口咽通气管。对于心脏骤停者给予心肺复苏术；脑部或胸部外伤导致的呼吸困难，及早给予手术治疗；颌面外伤导致面部畸形后的呼吸困难，给予复位并进行包扎。

（3）出血的救治　对于大出血患者给予指压、加压包扎、止血带止血的方法进行止血；然后清洁、消毒、包扎。使用止血带止血者，每1~2小时放松一次。

（4）气胸、血胸　胸部外伤会导致患者出现开放性气胸、闭合性气胸、张力性气胸等，最危急的为开放性气胸，一旦发现应立即用不通气的敷料给予伤口封闭。对多根多处肋骨骨折患者给予包扎固定，保持伤病员呼吸通畅。

（5）骨折固定的救治　骨折是地震灾害中最常见的外伤。可在处理危及患者生命的问题后，为伤病员处理骨折，进行固定，有明显伤口时，要先进行包扎。骨折伴大出血者，应先为患者止血；骨盆骨折、脊柱骨折、颈椎骨折患者，在搬运过程中要注意保护骨折部位，避免因搬运加重伤病员病情。

（6）早期止痛的救治　疼痛会加重患者的痛苦，严重时会引起休克，在条件允许的情况下，应尽早给予止痛治疗。

（7）抗感染的救治　早期使用抗感染治疗是预防感染的有效手段，伤后2小时内使用效果最佳。

（8）心理护理　积极开展心理治疗，对伤病员配合治疗及日后健康的生活有很大的意义。

总之，护理人员的现场救治原则就是先救命，先解决危及患者生命的问题，如心脏骤停、气道梗阻、气胸、血胸等，再处理其他合并伤，如骨折的固定、伤口的包扎等，尽可能地减轻伤病员痛苦，降低死亡率。

二、洪水

（一）洪水的概述

洪水是水灾的一种，水灾泛指洪水泛滥、暴雨积水和土壤水分过多对人类社会造成的灾害，包括洪灾、涝灾、渍灾、潮灾。一般所指的水灾，以洪水灾害为主，洪水是指暴雨、融冰、融雪或水库、堤坝决口引起地面水漫流和土地淹没造成的灾害。按照成因可以分为暴雨洪水、山洪、融雪洪水、冰凌洪水等。洪水威胁着人民生命安全，造成巨大财产损失，对社会经济发展产生深远影响，防治水灾是保障社会安定和经济发展的重要公共安全保障事业。

洪水分为小洪水、中洪水、大洪水、特大洪水4个级别。洪水灾害是严重的自然灾害，不但造成房屋倒塌、人口伤亡，还会造成经济损伤，毁坏农作物，造成粮食减产，严重时引起饥荒。不仅如此，洪水还对社会基础建设如工厂、通讯、交通等造成破坏。由于水源的污染还易引起各种传染病的流行。

（二）洪水灾害现场环境

1.大量房屋被洪水冲毁塌方，伤员伤情重，伤类复杂　洪水造成房屋倒塌，人员、物资淹埋，造成经济损伤。同时倒塌的电线杆、电缆等易造成人员电击伤。

2.受灾群众多，可有人员伤亡　洪水灾害波及范围广，会因房屋倒塌造成人员掩埋，同时洪水到来时，来不及躲避的人群卷入洪水，易造成人员淹溺，严重者窒息死亡。

3.环境复杂，基础生活用品缺乏　洪水到来时人们无法携带过多生活用品，短期内可能处于粮食、衣物短缺的状态。

4.水源污染　由于洪水导致大量粪便、动物尸体浸泡在水中，不洁的饮水及变质的食物易引起腹泻等疾病。同时大量尸体在水中浸泡，细菌滋生，易引起各种传染病。

（三）、洪水灾害致伤特点

洪水是一种自然灾害，严重的洪水灾害通常发生在河流、沿海地带、低洼地带。目前许多地区会有水灾预警。日常要提高群众应对水灾的能力，收到预警，立即做出应对措施，以减少伤害，减轻损失。洪水到来，会造成大批量淹溺、砸伤等伤员，具体表现为以下几点。

1.淹溺　发生洪水时，大量人群被卷入水中或落水后大量水进入呼吸道使呼吸道阻塞。

2.多发伤、挤压伤　工厂、房屋倒塌造成的人员伤害，伤病员被掩埋、砸压，出现擦伤、骨折、出血、挤压综合征等。

3.触电　破坏的电路，致人体触手系电击损伤。

4.蛇咬伤　洪涝灾害多数发生在夏季、秋季，发生洪灾时，大量居民居住在临时帐篷、露天环境等，易受到野外动物侵害，如虫蚊叮咬、蛇咬伤等。

（四）洪水灾害现场救援护理

洪水灾害现场环境复杂，伤病员伤情多样、伤情重且复杂，对参加洪水灾害救护的医护人员救援技能要求高。要求医护人员分工明确，各尽其职。同时要求护理人员对急救技能训练有素，忙而不乱，优先处理威胁伤病员生命的危险因素，如呼吸道阻塞、大出血、休克、呼吸困难等，对于各特殊情况处理如下所述。

1.对淹溺伤病员的救护 淹溺又称溺水，根据发病机制可分为干性溺水和湿性溺水。对打捞上来的溺水伤病员，首先要检查患者意识、有无自主呼吸等；对于失去意识的伤病员，应立即给予心肺复苏术，倾倒伤病员呼吸道和胃内水分，清除患者口鼻污物，保持气道通畅；合并其他外伤者，给予相应的包扎、固定、止血等处理，救治过程注意为患者保暖，有条件的及时转运后送。倾倒伤病员水分的方法是膝顶法、肩顶法和抱腹法。需要注意的是倒水时间不宜过长以免影响对伤病员的抢救。

2.对外伤伤病员的救护 洪水灾害导致的外伤多由房屋和工厂倒塌或其他物体砸伤所致，多数伤病员伤情复杂，伤情重，以骨折、多发伤、挤压伤为主。对此类伤员要严密监测患者生命体征变化并及时记录，迅速建立静脉通路，遵医嘱给予相应药物。给予包扎、固定、止血处理；对于被掩埋的伤病员，及时清除伤病员口鼻异物，保持呼吸道通畅；对于挤压伤病员，立即解除挤压，肢体制动，给予扩容、利尿、抗感染治疗，监测伤病员尿液的颜色、性质、量。

3.对触电伤病员的救护 发现有人触电首先应立即关闭电闸，或就近使用不导电的干木棍或干竹竿将电源线拨开。将伤员移至安全通风的环境，判断伤病员情况。触电后轻者会出现精神紧张、面色苍白、表情呆滞、呼吸及心跳加速，严重者会出现抽搐、昏迷、心脏呼吸停止。护士准确判断患者意识，解开伤病员衣领、腰带保持呼吸道通畅，心跳呼吸停止者，立即给予心肺复苏。合并软组织损伤、骨折者，应妥善处理固定后，进一步后送治疗。

4.蛇咬伤的救护 毒蛇咬伤的部位多为四肢，发生蛇咬伤时应立即在伤口近心端5~10cm处，用止血带或绳子扎住肢体，阻断血液回流，减少毒素吸收和扩散。每30分钟放松一次。随后用清洁冷水冲洗伤口，并尽量将伤口内的毒素吸出，给予相应解毒治疗，并后送。

水灾发生后人们的基础物质生活条件及公共卫生设施受到严重破坏，水源污染严重。要做好灾后的卫生防疫工作，以减少传染病的发生和流行。

三、风灾

（一）风灾灾害的概述

大风灾害是我国发生率高、损失严重的气象灾害，严重制约着我国国民经济发展，威胁人民生命财产安全。风灾是指暴风、台风或飓风过境而造成的灾害。风灾与风向、风力、风级和风速等关系密切。大风等级是采用蒲福风力等级标准划分。风灾灾害等级一般可划分为3级：一般大风是指6~8级大风，主要破坏农作物，对工程设施一般不会造成破坏；较强大风：9~11级大风，对农作物、林木、工程设施可造成不同程度的破坏；特级大风：12级及以上的大风，除对农作物、林木外，对工程设施和船舶、车辆可造成严重破坏，并严重威胁人民生命财产安全。

风对人类的生活有很大的影响，它可以用来发电，帮助致冷和传授植物花粉。但当风速和风力超过一定限度时，也可以给人类带来巨大灾害。风灾形成的原因除与自然因素有关，还与人类对自然环境的破坏有关。学习和了解风的基本知识，掌握对风灾的防护方法是提高防护技能和减少人员伤亡的重要途径。

（二）风灾的现场环境

风灾现场环境恶劣、物资缺乏、交通不便，且工作强度大、难度高。一般大风只对农作物有影响，较强大风及以上大风对公共设施、林木及工程设施、车辆有不同程度的破坏，现场环境同地震、水灾，环境混乱，危险因素大，受伤人群多，伤情复杂多样，同时可伴有水灾等灾害。特大风灾发生时，大量房屋、树木、电线杆、车辆、人、牲畜被吹走，伤病员直接被摔、砸、压伤，甚至失踪、丧命。

（三）风灾灾害致伤特点

较强及特级风灾作为一种破坏性、损伤性极强的自然灾害，其会引发大规模人员伤亡和财产损失。遭遇风灾时，狂风大作，房屋、建筑、林木、广告牌、电线杆被刮倒，人员被风卷走造成人体砸伤、压伤。头颅、脊柱均可受伤，伤病员多为多发性骨折、多发性脏器损伤、严重出血等严重创伤。当风灾伴随水灾时也会出现淹溺等创伤，具体致伤特点如下所述。

1.各种原因导致的骨折　多为建筑物压砸和人员坠落所致，包括四肢骨折、脊柱骨折、骨盆骨折、肋骨骨折等。伤员可表现为单处或多处多发的闭合性、开放性或粉碎性骨折，部分伤员合并皮下血肿或大出血等症状，其中多发伤、复合伤伤员较多。脊柱骨折伤员在搬运过程中易增加伤员截瘫的风险。

2.软组织损伤　人们在逃离过程中的摔伤、碰撞及坠落、倒塌物造成的软组织损伤。此类伤情也较多见，病情较轻。

3.挤压综合征　该病是由于机体长时间受到挤压导致的局部肌肉创伤性横纹肌溶解所引起的一组全身性损害。风灾发生后，由于大量建筑物倒塌，挤压综合征伤员较多。

4.颅脑、胸腹部损伤　伤情复杂，病死率高。严重的颅面及五官损伤会影响伤员生理功能，导致功能障碍，多数伤病员为多发伤，若不及时施救，伤员的生命受到严重威胁。

5.淹溺　风灾伴随发生洪水时，大量人群被卷入水中或落水后大量水进入呼吸道使呼吸道阻塞。

6.心理创伤　风灾对人类的生命财产带来很大的损伤，同时造成人们心理的恐慌、害怕及陷入失去亲人的悲伤，群众会出现对未来生活的迷茫等心理问题。

（四）风灾现场救援护理

我国地理位置特殊、气候复杂、风灾频发的现状不仅影响医疗卫生体系的稳定，也给救援人员的工作带来严峻的挑战。提高紧急救援护理水平，才能保证有效开展救援工作。护理人员在应对、参与紧急灾害事件救援中扮演着重要角色，掌握救援能力才能有效救治伤病员。

1.快速准确判断伤情，处理紧急状况　及时处理威胁伤病员生命的危险因素，若伤病员心跳停止，立即给予心肺复苏术；对呼吸、意识丧失，因泥土掩埋口鼻被堵塞窒息者，立即清理呼吸道分泌物，开放气道，伤病员头偏向一侧，舌后坠者将舌头牵拉出来或伤病员取俯卧位，保持呼吸道通畅；大出血患者立即采取指压法、加压包扎法、止血带等方法给予止血。使用止血带止血时，要记录止血时间，每1~2小时放松一次。

2.预防休克　风灾多骨折、多发脏器伤伤病员较多，护士应密切观察患者的生命体征变化，如意识、血压、心率、心氧、呼吸、尿量等，及时建立两条静脉通路，注意保暖。

3.胸腹部、脊柱、颅脑损伤、挤压综合征处理　同第一节地震急救处理。

四、泥石流

（一）泥石流灾害的概述

泥石流是一种自然灾害，其发生有三个条件：大量降雨、大量碎屑物质、山间或山前沟谷地形。泥石流主要就是指受到暴雨或者其他自然灾害所引发的携带大量洪水、泥沙和石块的洪流等，其流速非常快且流量巨大，具有非常强的破坏性，很难对其进行准确预测，易发于半干旱山区或其他沟谷深壑、高原冰川等。其特点是具有突然性及流速快、流量大、破坏性强等。

泥石流一般只持续数小时或几分钟，其发生常伴有洪水发生，因泥石流中含有大量的泥沙石等固体碎屑物，所以泥石流的伤害性较洪水严重，破坏力更强。近些年来受到人们活动的影响，大自然的生态环境受到了较大破坏，在很大程度上引发了泥石流的出现。虽然泥石流危害巨大，但是只要深入地了解分析其成因所在，同时采取针对性的措施进行治理，能够很大程度上降低或者消除泥石流对于人们生命财产造成的损失。

（二）泥石流灾害现场环境

我国是目前世界上受到泥石流危害最为严重的国家之一，常常会受到泥石流的侵害而造成大量的人力物力损失以及人员伤亡。泥石流发生时，冲进乡村、城镇，摧毁房屋、工厂、公共设施等，淹没人畜、毁坏土地，甚至造成人员伤亡。同时泥石流可直接掩埋、毁坏车站、道路、桥梁等设施，使交通中断；可引起运行的火车、汽车被掩埋或颠覆，造成人员伤亡。一旦发生严重的泥石流，灾害现场环境混乱、恶劣，房屋倒塌、基础设施破坏，水源污染，伤病员伤情复杂。

（三）泥石流灾害致伤特点

泥石流经常突然爆发，可携带巨大的石块，不仅摧毁交通，也对村庄、居民造成巨大的危害，常伴有淹溺、触电、外伤、咬伤、食物中毒、皮肤病、传染病等。

（四）泥石流灾害现场救援护理

泥石流发生突然，伤病员伤情种类繁多，救援人员要掌握救援原则，快速、有效地救治伤病员。

（1）保持伤病员呼吸道通畅。泥石流灾害，会造成很多伤病员被埋或气道被砂石阻塞，发现伤病员时应立即检查伤病员意识、心跳、呼吸等情况。心跳停止者立即给予心肺复苏术；被埋、气道阻塞、窒息伤病员，立即将伤病员挖出，清理呼吸道异物，保持气道通畅。

（2）被掩埋伤病员，在救治过程中，避免生拉硬拽，以免加重损伤。

（3）伤口大出血时，立即给予止血，情况紧急时可用布条等物品压迫绑捆。

（4）骨折伤病员给予固定，紧急情况下可用树枝等代替夹板。

（5）伤病员从废墟里救出时，用衣物、毛巾等遮挡眼睛。

（6）骨折伤病员搬运时要避免颠簸、扭曲，脊柱骨折伤病员，搬运时要保持脊柱平直，防止弯曲。

（7）泥石流的发生常伴有水灾，灾害过后易出现疫情，灾区群众应注意预防传染病，注意饮水及饮食安全，养成良好的生活习惯是预防传染病的关键。

第二节 公共卫生事件

一、H7N9禽流感

（一）病原学

禽流感是一种人畜共患性疾病，H7N9型禽流感是一种新型禽流感，又被称为高致病性禽流感，是由高致病性禽流感病毒感染引发的一种急性、烈性传染性疾病。2013年3月，我国出现了第一例人感染H7N9禽流感病例。H7N9与活禽市场鸡分离的病毒高度同源，证明活禽市场是人类感染H7N9的主要源头。H7N9是禽流感的一种亚型，属于正黏病科甲型流感病毒属。

流感病毒颗粒外膜由两种表面糖蛋白覆盖，一种为血细胞凝集素（H）；一种为神经氨酸酶（N）。禽流感病毒普遍对热敏感，对低温抵抗力较强，65℃加热30分钟或者煮沸2分钟以上可灭活。病毒在较低温度中可存活1周，在4℃水中可存活1个月。

（二）流行病学

1.传染源 目前尚不明确，根据以往经验推测可能为携带H7N9禽流感病毒的禽类及其分泌物或排泄物；或因接触受病毒污染的水传播。

2.传播途径 经呼吸道传播，也可通过密切接触感染的禽类分泌物或排泄物等被污染，直接接触病毒也可被传染。尚无人传人的确切证据。

3.易感人群 目前尚无确切证据显示人类对H7N9禽流感病毒易感，现确诊病例均为成人。

4.高危人群 主要为从事禽类养殖、销售、宰杀、加工业者，以及在发病前一周内接触过禽类者。

（三）临床表现

人感染H7N9禽流感病毒潜伏期一般为7天以内，也可长达10天，最短潜伏期为1天。患者一般表现为流感样症状，如发热、咳嗽、咳痰，可伴有头痛、肌肉酸痛和全身不适。重症患者病情发展迅速，多在发病3~7天出现重症肺炎，体温大多可持续在39℃以上，可伴随呼吸困难、咳血痰，常快速进展为急性呼吸窘迫综合征、休克、脓血症、意识障碍，甚至多器官功能衰竭。重症人感染H7N9禽流感患者在短期内可出现急性呼吸窘迫综合征（acute respiratory distress syndrome，ARDS），严重威胁患者的生命，病死率为27%~38.4%。

（四）诊断与鉴别诊断

1.诊断　根据流行病学接触史、临床表现及实验室检查结果，可诊断人感染H7N9。在流行病学史不详的情况下，根据临床表现、辅助检查和实验室检测结果，特别是从患者呼吸道分泌标本中分离出H7N9病毒即可诊断。

（1）流行病学史　发病前一周内有禽类接触史，或与其分泌物、排泄物等有接触史。

（2）诊断标准

①疑似病例：符合上述临床症状，有流行病学接触史，同时血常规白细胞正常或降低、血生化肝功能指标升高，胸部影像学检查显示胸部出现片状影像，严重者可出现肺实变影像。

②确诊病例：符合疑似病例诊断标准，并有呼吸道分泌物标本中分离出禽流感病毒或病毒核酸检查阳性。

2.鉴别诊断　应与其他类型禽流感、季节性流感、细菌性肺炎、传染性非典型肺炎、新型冠状病毒肺炎、支原体肺炎等疾病进行鉴别诊断。鉴别诊断主要依靠病原学检查。

（五）应急处置及护理

（1）嘱患者注意休息，多饮水，密切观察病情变化，给予对症处理。

（2）对临床诊断确诊的患者应进行隔离治疗，做好手卫生，采取相应的防护措施。

（3）目前尚无特效药救治，应遵医嘱给予抗病毒药物治疗，开始给药时间越早效果越好，尽可能在发病48小时内给药。注意观察药物的作用及不良反应。

（4）给氧　观察患者病情，一旦出现缺氧症状，立即报告医生，根据患者缺氧情况及程度，选择给予合适的氧疗方式，如鼻导管吸氧、面罩吸氧、呼吸机吸氧等。

（5）保持呼吸道通畅　对于病情严重患者可给予机械通气，必要时机械通气联合俯卧位通气可有效改善肺氧合。

（6）对症治疗　合并休克患者给予抗休克治疗，合并其他脏器功能损害、衰竭时，给予相应的支持。

（7）抗感染治疗　合并细菌和（或）真菌感染，给予相应的药物治疗。

（8）对危重症患者要严密观察病情变化，发生心脏骤停时，立即给予心肺复苏。

二、非典型肺炎（SARS）病毒

（一）病原学

"非典型性肺炎"是我国对2002年冬始发于广东佛山的由一种冠状病毒引起的急性传染性呼吸道疾病的命名。传染性非典型肺炎是由SARS冠状病毒引起的急性呼吸系统传染病，又称严重急性呼吸综合征。

SARS冠状病毒是一种单股正链RNA病毒，病毒粒子多呈圆形，有囊膜，外周有冠状排列的纤突，病毒颗粒直径在80~120nm之间。冠状病毒的S蛋白是该病毒的主要抗原成分，也是病毒和受体结合的部位。病毒主要分布在胞浆的内质网、胞浆空泡内和细胞外，多聚集成堆。SARS冠状病毒对外界的抵抗力和稳定性较强，但暴露于常用的消毒剂和固定剂后即失去感染性。SARS冠状病毒特异性IgM抗体在急性期或恢复早期达高峰，约3个月后消失。IgG抗体较迟出现，但可较长时间维持滴度，IgG抗体可能是保护性抗体。

（二）流行病学

SARS病毒流行于冬末春初，具有传染性强、群体发病、病死率高等特点。具有明显的家庭和医院聚集现象，主要集中在人员密集的区域，患病后患者可获得持久免疫力。

1.传染源 患者是主要的传染源，处于急性期患者传染性较强。可出现一人传染多人现象。个别患者可造成数十人甚至百人感染，潜伏期患者传染性低或无传染性。本病不存在长期慢性感染。本病毒可能存在于部分野生动物体内，与家禽家畜和宠物无关。

2.传播途径 传播途径包括飞沫传播、气溶胶传播、接触传播。短距离的飞沫传播为主要传播途径；当感染者咳嗽、打喷嚏或大声说话时产生的气溶胶被周围人吸入时，也可被感染；当接触感染者分泌物、呕吐物、排泄物时也可被感染。

3.易感人群 人群普遍易感，发病者以青年居多。

4.高危人群 与感染者居住、工作在一起的密切接触人员及收治感染者的医务人员。

（三）临床表现

感染SARS病毒潜伏期多为3~5天。典型患者多为急性起病，以发热为首发症状，体温超过38℃，呈不规则热、稽留热等，发热症状可持续1~2周，同时伴有头痛、肌肉酸痛和全身酸痛、乏力，有明显的呼吸道症状，但无鼻塞、流涕等上呼吸道感染症状。少数患者偶有干咳、血丝痰，部分患者可出现呼吸加速、呼吸困难症状，只有极个别的患者会发展成为Ⅰ型呼吸衰竭。一般感染者在发病10~14天病情达到高峰，这个时期感染者已发生呼吸道继发感染。病程进入2~3周后，发热症状逐渐减退，其他症状逐渐消失，肺部炎症的吸收和恢复较为缓慢。

轻型患者临床症状轻，病程短；重症患者病情重，进展快，易出现呼吸窘迫综合征。儿童患者的症状较成人轻。多数患者血常规化验白细胞不升高。X线胸部检查可见肺部不同程度的片状阴影，可进展迅速，呈大片状阴影，大多数为双侧改变，阴影吸收消散较慢。

（四）诊断与鉴别诊断

1.诊断依据

（1）流行病学资料　与发病者有密切接触史；或曾居住或前往SARS流行区域。

（2）症状与体征　感染者临床症状符合感染SARS病毒临床症状，实验室检查与胸部X线检查符合详细数值。

2.诊断标准

（1）临床诊断标准　对于有SARS流行病学依据、有症状、胸部影像学改变复合特征，并排除其他疾病诊断者，可做出SARS临床诊断。在临床诊断的基础上，若分泌物SARS-COV抗体阳性，或抗体滴度4倍及以上增高，则可做出确定性诊断。

（2）疑似病例　对于缺乏明确流行病学依据，但具备其他SARS支持证据者，可作为疑似病例，需要进一步进行流行病学追访，并安排病原学检查以求印证；对于流行病学依据，有临床症状，当尚无肺部影像学改变者，也应作为疑似病例，对此类病例应动态观察，在排除其他疾病的前提下，可以做出临床诊断。

（3）医学隔离观察病例　对于2周内有与SARS患者或疑似SARS患者接触史，但无临床表现者，应进行医学隔离观察2周。

（4）重症SARS患者的诊断标准　具有以下任何一项，均可以诊断为重症SARS：①呼吸困难，呼吸频率大于30次/分，②明显低氧血症，氧合指数低于30mmHg。

（五）应急处置及护理

1.应急处置

（1）传染性非典型性肺炎的医院感染以预防为主，收治患者应按呼吸道传染病隔离方式采取隔离措施。

（2）规范救治流程是切断传播途径的关键。

（3）规范空气消毒流程 掌握消毒剂的有效浓度、用量、用法，同时保证方法正确，消毒后及时开窗通风。如过氧乙酸喷雾：使用浓度0.5%，用量20~30ml/m³，作用时间30分钟，每天2次；紫外线照射：每日2次，每次1小时；过氧化氢：浓度1%~1.5%，用量20ml/m³，作用时间30分钟，等。

（4）规范地面、物表消毒 地面、物表要使用湿式擦拭法，可用浓度为0.1%的过氧乙酸湿式拖地；用浓度为0.5%过氧乙酸擦拭桌椅、床头柜、电话、病历、办公桌等。

（5）污物处理 对污染的隔离衣、裤、一次性鞋套、手套等进行预处理（浓度为2000mg/L的含氯消毒剂浸泡30分钟），用专用双层废弃物袋包装好后进行消毒、清洗以及焚烧处理，每日1次并做好登记工作。

（6）加强消毒隔离观念 培训完善自我防护措施，专人督查指导医护人员穿戴有效的防护措施上岗，减少因防护不到位引起的医务人员感染。

（7）加强病房的通风透气，保持空气清新，对病房可采用紫外线照射、过氧乙酸喷雾等来消毒空气。

（8）患者接触过的物品表面，可用含氯消毒剂擦拭，患者的痰液分泌物也要用消毒剂消毒。

（9）患者排泄物、分泌物的处理 患者的排泄物、分泌物应先消毒后再排放，一般患者的大、小便可用1∶4比例的漂白粉混匀后静置2小时后再倒掉。

（10）使用过的一次性物品 装双层塑料袋封扎好后焚烧处理。

2.护理措施

（1）按呼吸道传染病隔离方式采取隔离措施。疑似病例和确诊病例分开收治。

（2）密切观察患者生命体征变化 监测体征、症状、体温、呼吸频率、血气分析等指标。

（3）卧床休息　避免用力咳嗽，可遵医嘱给予止咳药物。

（4）对症处理　对体温过高者，遵医嘱给予物理降温、药物降温；对呼吸困难者给予氧气吸入，必要时给予机械通气。

（5）控制感染　必要时遵医嘱给予抗生素类药物治疗。

（6）心理护理　减轻患者焦虑情绪，增强其战胜疾病的信心。

第三节　化学毒剂中毒事件

近年来，随着全球工业快速发展，大量化学产品以不同形态进入人类生活生产中。化学物质通常具有爆炸、燃烧、助燃、毒害、腐蚀、环境危害等性质，且对接触的人员、设施、环境可能造成伤害或者破坏。由于自然和人为因素，在生产、经营、储存、运输和使用等过程中，发生泄漏、火灾、爆炸、中毒、窒息事故常有发生，造成大量人员伤亡和重大财产损失。

化学物质来源广泛、种类繁多，具有扩散速度快、受害范围广、造成危害大的特点。对人体伤害具有多样性、易造成大规模人员伤亡、社会波及面广、政治影响大等特点。按化学毒剂的毒害作用把化学毒剂分为神经性毒剂、糜烂性毒剂、全身中毒性毒剂、刺激性毒剂、窒息性毒剂等。其中以神经性毒剂和糜烂性毒剂为典型代表。

化学中毒事故现场救援比一般的灾害事故救援情况更复杂，波及范围更广，一旦发生化学伤害，严重时可危及生命安全。化学中毒事故发生后，事故现场及其周围环境中都可能会存在中毒物质，以粉尘、烟、雾等微小颗粒物悬浮在空气中，也可在常温常压下呈液体或固体的物质经蒸发或升华以产生的蒸汽状态存在等，对化学毒剂的检测能力直接关系到能否及时提供预警，能否指导防护、洗消任务开展作业，对于减少甚至避免人员伤亡、保障场地安全至关重要。快速、简单和高效的化学毒剂检测方法也对医疗救援提供重要的指导意见。

一、神经性毒剂中毒

（一）神经性毒剂中毒的致伤特点

神经性毒剂是具有破坏神经正常传导功能的有毒化学物质。神经性毒剂属于有机磷或有机磷酸酯类化合物，可经呼吸道、皮肤等多种途径使人类中毒，其生理作用是抑制体内生物活性物质胆碱酯酶，破坏乙酰胆碱多神经冲动的传导，阻碍硫代乙酰胆碱水解产物硫胆碱的生成，致使乙酰胆碱在体内过量积聚，从而引起中枢和外周胆碱能神经系统功能严重紊乱，同时还会导致伤病员出现长期的进行性神经炎和迟发神经退行性病变。神经性毒剂种类数量很多，包括化学战剂（如沙林、梭曼、塔崩等）、有机磷农药（如对硫磷，甲拌磷等）、有毒工业化学品（如焦磷酸四乙酯、四亚甲基二砜四氨等）以及其他化学品等。神经性毒剂属于剧毒的一种，具有高效、吸收快、快速致死性的特点，故很多伤病员中毒后来不及进行抢救，即使抢救成功，大多会遗留后遗症等。

（二）神经性毒剂中毒临床表现

神经性毒剂中毒的主要表现以神经系统损害为主，典型症状表现为瞳孔缩小、头痛、流涎、肌肉震颤、心肺抑制以及在大脑中引起长时间和剧烈的癫痫发作等，严重时可导致昏迷甚至死亡。临床症状出现的早晚与中毒的途径、吸收毒素的量有关。

1.轻度中毒 瞳孔缩小、视物模糊、胸闷、流涕、多汗、无力、头晕；局部肌肉颤抖，全血胆碱酯酶活性为50%~70%。

2.中度中毒 视物不清、呼吸困难、哮喘、大汗、腹痛、腹泻，全身肌肉颤抖明显，全血胆碱酯酶活性为30%~50%。

3.重度中毒 瞳孔缩小至针尖样，呼吸困难严重、发绀、腺体分泌物大量增加，全身肌肉颤抖明显，四肢抽搐、呼吸停止甚至死亡。全血胆碱酯酶活性小于30%。

（三）神经性毒剂中毒的现场个人防护

神经性毒剂可以通过气态和液态两种形式透过皮肤、眼睛接触，呼吸道的吸入或由口食入引起中毒。突发神经性毒剂中毒事件，救护人员要根据现场情况采取相应的防护措施。

1.有机磷农药中毒　根据伤病员数量、中毒途径采取实施救援，一般救护人员不需要采取特殊防护措施

2.化学武器　进入被毒物污染区域的人员要佩戴防毒面具，穿戴防化服、袖套、靴套和围裙等个人防护器材，有条件的尽量使用自给压缩空气或自给氧式器材。同时要准备具有良好防护设施的建筑物，收容被污染伤病员，伤病员转出后对暴露的皮肤、头面部和衣服进行及时的清除与洗消，救援完成后，要对器材进行洗消，以免残留毒剂造成危害。

（四）神经性毒剂中毒的应急处置与护理

神经性毒剂中毒主要依据患者的中毒史、典型临床表现以及临床检查结果诊断。神经毒性中毒的急性、亚急性和慢性暴露均会引起中枢氧化应激。针对中毒的早期救治，主要研究集中在高效广谱的重活化剂、生物清除剂方面以达到治疗和保护中枢神经，防治后期的神经系统损伤还是要依赖抗炎和神经细胞保护药物。

突发毒剂中毒，时间就是生命，及时正确的处理对减少毒素吸收、挽救患者生命至关重要。现场第一时间的处置非常重要，但救治的同时也要做好防护，救治原则如下所述。

（1）首先救护人员应在符合防护要求的情况下进行救治，迅速将伤病员搬离现场，脱离危险环境将患者转至安全区域。脱去污染衣物，洗消污染部位，松解衣领，保持呼吸道通畅，注意保暖。

（2）洗消：在现场洗消区进行，脱去伤病员衣物，用清水及时冲洗污染的皮肤，时间至少15分钟，眼睛灼伤或沾染时应优先冲洗处理。

（3）密切观察患者生命体征，保持呼吸道通畅，防止气道梗阻，发现异常及时处理。

（4）终止毒剂继续吸收，除清水冲洗外，经口中毒者，毒物为非腐蚀性，应立即给予催吐或洗胃。

（5）建立静脉通路，给予相应解毒剂治疗。

（6）必要时给予吸氧。

（7）做好心理护理。

二、糜烂性毒剂中毒

（一）糜烂性毒剂中毒的致伤特点

糜烂性毒剂又称起泡剂，是一类能直接损失组织细胞、引发局部炎症、被吸收后能导致全身中毒的化学毒剂。糜烂性毒剂是以皮肤糜烂为特点，同时能引起全身中毒的毒剂。主要有芥子气、路易氏剂和氮芥气，可以蒸汽、液滴、气溶胶的状态存在，对地面、物体表面、空气等造成污染。此类毒剂可作为持久性毒剂，也可作为暂时性毒剂，在常温下挥发慢，难溶于水，渗透力强，能透过皮肤、黏膜、皮革、衣物等。

糜烂性毒剂中毒途径包括皮肤/眼睛接触、消化道、呼吸道等，经皮肤接触能使毒剂透过皮肤和黏膜，破坏细胞中重要的酶及核酸，造成组织坏死。若为吸入，还会造成呼吸道、肺组织及神经系统的损伤，接触皮肤黏膜时可引起红肿、起泡、糜烂；对眼睛可造成严重伤害。

（二）糜烂性毒剂中毒的临床表现

糜烂性毒剂被人体接触引起中毒到发病有一定的潜伏期，潜伏期过后，先在接触毒剂处引发症状，随着毒剂被人体吸收，出现全身中毒症状。有研究表明，皮肤角质层较薄的皮肤较角质层厚的皮肤更易受损。

1.皮肤损伤　皮肤接触液滴状毒剂后，经过数分钟或数小时的潜伏期，会出现局部皮肤红肿、起疱、溃烂等症状。接触到气体毒剂时，一般只有红斑出现，无水疱。接触液态毒剂比气体毒剂出现的症状要早。

2.眼部损伤　眼睛接触毒剂后立即出现针扎样疼痛、灼烧感，随后出现不同程度的眼部损伤如疼痛、红肿、流泪、结膜充血/痉挛、结膜炎等，严重者会导致一过性失明甚至永久性失明。

3.呼吸道损伤　蒸汽状或液滴状毒剂吸入人体，立即出现呼吸道刺激症状，经数小时潜伏期后，可导致严重的呼吸道和肺部炎症，甚至出现窒息；毒剂进一步经肺吸收入血传至全身，产生全身毒性。

4.消化道损伤　经口误食摄入，此种情况较罕见，误服后会出现恶心、呕吐、腹泻等消化道症状，同时黏膜会充血水肿，甚至溃烂。

5.全身中毒症状　早期有精神萎靡、头昏、烦躁不安、恶心、呕吐、食欲下降等症状，严重者可发生抽搐及昏迷。

（三）糜烂性毒剂中毒的现场个人防护

进入毒剂污染区域前，应迅速穿好防护用具，戴好防毒面具、防毒手套、靴套，穿好防化服等，若现场无防护用具，可将普通口罩、毛巾等折叠成多层口罩，再用小苏打水、肥皂水、碱水或尿液浸湿，稍拧干后捂住口鼻；对皮肤的保护，凡是能穿在身上，遮挡皮肤的衣物、皮革、塑料均能在一定程度上起到保护作用。眼睛的保护可选择透明的塑料薄膜进行覆盖等。

（四）糜烂性毒剂中毒的应急处置与护理

1.转移　防止毒物继续吸收，为伤病员穿防护用具，同时迅速将伤病员转移至安全地带。

2.皮肤染毒　应立即剪除染毒部位衣物，可以先用棉球吸取毒剂，注意不要扩大皮肤沾染范围，再用皮肤消毒剂进行冲洗，常用的消毒剂有20%一氯胺酒精水溶液、漂白粉水溶液、二氯胺二氯乙烷溶液。注意将染毒衣物和个人物品妥善密封保存。

3.眼的洗消　眼睛必须在染毒后1~2分钟完成。眼洗消时应侧头，撑开眼睑，缓慢倾倒清水冲洗眼5~10分钟，勿用绷带覆盖眼部。

4.胃肠道中毒　先进行催吐，再进行洗胃，口服吸附剂如活性炭粉末。

5.全身中毒　可以静脉注射25%硫代硫酸钠水溶液。

所有染毒伤员均须洗消。快速实施的基础洗消非常关键，可防止全身中毒，并避免交叉污染。洗消过程中，应严密观察伤员的生命体征，若患者出现呼吸困难，应进行气管插管或行环甲膜切开术。若患者处于昏迷、低血压、惊厥状态或出现心律失常，应按照高级生命支持治疗常规进行及时处置。

三、窒息性毒剂中毒

（一）窒息性毒剂的致伤特点

窒息性毒剂又称肺损伤剂，是能损害肺组织、引起肺水肿，导致呼吸功能破坏，使人缺氧窒息的毒剂。主要是损伤肺组织，使血浆渗入肺泡，引起肺水肿的一类毒剂。中毒者出现肺水肿时，肺泡内气体交换受阻，血液摄氧能力下降，机体缺氧以致窒息死亡。这类毒剂主要有光气、双光气、氯气和氯化苦等。光气为该类毒剂的代表。窒息性毒剂可以气体、蒸汽、雾气等状态吸入人体，也可以以液滴或固体小颗粒通过皮肤、眼睛、黏膜等途径进入人体，其一般毒性小，作用缓慢，易于防护，但急救困难，临床上至今仍缺乏针对窒息性毒剂有效的救治药物。

（二）窒息性毒剂中毒的临床表现

窒息性毒剂中毒损伤一般表现为局部损伤和全身性损伤并存，但以呼吸道靶器官如肺脏的局部损伤为主。根据暴露剂量、防护程度、自身状况等不同，窒息性毒剂损伤又可分为可逆性损伤和不可逆性损伤。不可逆性损伤的最主要原因是呼吸道黏膜或肺泡严重损伤导致组织液渗出或漏出，由于缺乏有效解毒药物救治，导致自身修复功能破坏或病理损伤加重的状态，严重情况下会造成机体缺氧，导致ATP合成障碍，最终窒息死亡。

按窒息性毒（战）剂中毒的严重程度，临床上可分为以下类型。

1.轻度中毒　肺部无阳性体征或偶有少量干性或湿性啰音或哮鸣音，一般下肺较明显，表现为一过性的眼部刺痛、刺激性咳嗽、咽干、胸闷、支气管炎或支气管周围炎等，经治疗症状可于1~2天内消失。

2.中度中毒　两肺有干或湿性啰音，或弥漫性哮鸣音，主要表现为支气管肺炎、间质性肺水肿或局限性肺泡性肺水肿。眼部及上呼吸道刺激症状加重，可有呼吸困难、阵发性呛咳、咯粉红色泡沫痰或痰中带血等肺水肿表现。经治疗2~10天后症状可逐渐减轻。

3.重度中毒　肺部有大片边缘模糊、密度增高的阴影，广泛分布于两肺野，两肺有弥漫性湿性啰音。肺水肿症状加重，出现大量白色或粉红色泡沫痰，呼吸困难、明显发绀，喉头、支气管痉挛或水肿，可出现严重窒息。

4.闪电性死亡　大量吸入窒息性毒剂，可迅速出现肺水肿症状，患者咯大量粉红色泡沫痰，呼吸困难，导致严重呼吸障碍并迅速死亡。

（三）窒息性毒剂中毒的现场个人防护

窒息性毒剂是一种吸入性毒剂，防毒面具可对其进行有效的防护。进入毒剂污染区域前，应迅速穿好防护用具，戴好防毒面具。其他情况同糜烂性毒剂个人防护。

（四）窒息性毒剂中毒的应急处置与护理

1.做好呼吸道防护　防止毒剂继续侵入人体，给伤病员戴防毒面罩或是纱布口罩，并迅速转移。

2.伤病员制动，避免活动　尽管有些伤病员可以自己活动，但活动会加重肺水肿风险。

3.给予氧气吸入　缺氧会增加心脏负担，严重时会对中枢神经造成不可逆的损害，在条件允许的情况下，尽早给予氧气吸入。必要时给予气管插管。

4.注意保暖，给予心理护理　躁动不安时可给予镇静剂和激素。

四、刺激性毒剂中毒

（一）刺激性毒剂中毒的致伤特点

刺激性毒剂是以刺激眼、鼻、喉、皮肤和上呼吸道为特征的一类非致死的暂时失能性毒剂，对眼、鼻、喉、皮肤和上呼吸道有强烈的刺激作用。一般在开阔的地带，刺激性毒剂能维持有效刺激浓度为8~15分钟。主要包括西埃斯、亚当氏气、苯氯乙酮，均为固体状或液体，易挥发成气体，使用后可分散成气溶胶或粉末状态，使周围空气内含有毒剂，从而达到刺激周围人群，达到降低或减弱对方战斗力的效果，但持续时间短，易于防护。

刺激性毒剂的主要药理作用是直接刺激黏膜和皮肤，引起局部特异性炎症。根据刺激作用不同可分为以下三种：催泪剂、喷嚏剂、复合型刺激剂。

（二）刺激性毒剂中毒的临床表现

刺激性毒剂的中毒症状主要有：流泪、眼痛、打喷嚏、流鼻涕、咳嗽、恶心、呕吐、胸闷、头痛及暴露皮肤的刺痛和灼伤感等，人员接触毒剂后即刻发生症状，脱离环境后可自行缓解，无后遗症状。

（三）刺激性毒剂的现场个人防护

刺激性毒剂的防护相对简单，如有防护用品，则戴防毒面罩，护目镜、口罩等，若事发突然，无防护用品，则可屏住呼吸，闭眼，清理身体上的毒剂即可。

（四）刺激性毒剂中毒的应急处置与护理

（1）进入污染区域，戴好防护用品，避免皮肤裸露。若遭到此类毒剂袭击，应立刻屏气、闭眼，同时迅速佩戴防毒面罩。

（2）呼吸道症状剧烈者，可吸入抗烟剂。

（3）有条件者，可用清水大量冲洗污染的皮肤，用2%碳酸氢钠冲洗眼、鼻、口。

（4）剧烈疼痛者，可给予止痛剂。

五、全身中毒性毒剂

（一）全身中毒性毒剂的致伤特点

全身中毒毒剂属于氰类毒剂，主要包括氢氰酸和氯化氰。毒剂平时为无色液体，释放后成气体，经呼吸道吸入，可作用于中枢神经系统、呼吸系统、循环系统等。毒剂侵入人体引起中毒时，可破坏细胞对氧的利用并引起神经系统障碍。全身中毒性毒剂具有速杀作用，易透过防毒面具，平时可作为化工原料生产、贮存，来源丰富，战时可转化为化学武器。

（二）全身中毒性毒剂的临床表现

全身中毒性毒剂中毒的临床表现和进入体内毒剂的剂量、途径及机体对毒剂的耐受性有关。发病急骤，最先有中枢及上呼吸道症状。临床表现分为轻度、中度、重度中毒。

1.轻度中毒　仅出现中枢和呼吸道刺激症状，如头痛、头晕、乏力不适、眼睛刺痛、流泪、咽痛、胸闷等症状，离开污染区或戴上防毒面具后症状缓解或消失。

2.中度中毒　伤病员出现上述症状的加重及呼吸困难、口唇青紫等缺氧症状。

3.重度中毒　症状和体征发展迅速，可分为四期，但由于病情进展快，各期直接区分不明显。

（1）前驱期　中毒当时可闻及苦杏仁味、舌尖麻木、眼刺痛、流泪、流涎、喉部灼烧感、呼吸困难、心悸、恶心、呕吐、耳鸣、眩晕、头痛、焦虑、精神混乱甚至恐怖感。

（2）呼吸困难期　胸部有压迫感，呼吸困难加重，听力减退，步态不稳，心跳变慢，头痛剧烈，神志不清，皮肤黏膜呈鲜红色。

（3）惊厥期　意识丧失，出现全身阵发性、强制性痉挛，牙关紧闭，无意识尖叫，瞳孔扩大，呼吸慢而深。此期持续时间较短，很快进入麻痹期。

（4）麻痹期　全身肌肉松弛，反射消失，大、小便失禁，脉搏细弱不规则，呼吸减慢，血压下降，最后呼吸停止。

（三）全身中毒性毒剂的现场个人防护

进入毒区前戴好防毒面具，但防毒面具对氰类毒剂防护时间较短，数十分钟即可失效，救援人员应快速实施救治。

（四）全身中毒性毒剂的应急处置与护理

（1）迅速进行急救，为伤病员戴好防毒面具，迅速撤离至安全地区。

（2）立即吸入亚硝酸异戊酯。在毒区内，要在防毒面具的保护下吸入。在毒区外，用纱布包好亚硝酸异戊酯的安瓿，捏碎，置鼻前吸入30秒，每两分钟吸入一次。必要时，可连续反复吸入3~6支，此过程要密切观察伤病员的病情变化，特别是血压变化，血压低于10.7kPa时，立即停止吸入。

（3）及时使用拮抗剂 有条件时，应立即给予3%亚硝酸钠溶液静脉注射或25%硫代硫酸钠溶液50ml静脉注射。

（4）对呼吸微弱、心跳停止者，立即给予心肺复苏术，给予氧气吸入。

（5）对皮肤沾染者，立即给予清水冲洗。

第四节　社会安全事件

一、交通事故

（一）交通事故的概述

近年来，交通运输业的繁荣发展导致交通事故的发生率也随之增多，尤其是高速路、弯道、冰雪天气更容易发生交通事故，近年来由于外部创伤导致伤病员致死致残率居高不下。交通事故是指车辆在道路上因过错或者意外引起的交通协调关系破坏，直接造成人身伤亡或者财产损失的事件。随着社会交通和交通工具的发展，每年交通事故受伤人数持续增加，交通安全越来越受到重视，交通事故已严重威胁人类的生命安全。

交通事故不仅是因为人员违反道路交通安全法规造成的；也可以是由于地震、台风、山洪、雷击等不可抗拒的自然灾害造成。按事故后果分类分为轻微事故、一般事故、重大事故、特大事故四种类型。轻微事故是指有1~2人发生轻伤，或者机动车事故造成的财产损失小于1000元，非机动车事故造成的损伤小于200元；一般事故是指一次造成1~2人重伤或3人以上的轻伤，或造成财产损失在3万元以下；重大事故是指造成1~2人死亡或者造成3人以上10人以下的重伤，或造成的财产损失在3万元以上6万元以下；特大事故是指造成3人以上死亡，或者造成11人以上重伤，或者死亡1人，同时造成8人及以上的重伤，或死亡2人，同时造成5人以上的重伤，或财产损失在6万元以上的事故。

引起交通事故的原因很多，除了道路、气象等客观原因可引发交通事故，车辆未及时检修出现系统故障；司机疏忽大意、注意力不集中、超车、酒驾、违反交规、车技生疏、未准确判断道路情况盲目自信、无法应对突发情况等也是造成交通事故的原因。

（二）交通事故的致伤特点

交通事故造成的伤害多种多样，造成伤害的原因可分为减速伤、撞击伤、压榨伤、碾压伤、爆炸伤、烧伤等。其中以减速伤、撞击伤多见。减速伤指由于车辆突然而强大的减速所致的直接损失，包括颅脑损失、颈椎损失、主动脉破裂、心脏及心包损失等；撞击伤指由机动车直接撞击所致；碾压伤及压榨伤多由车辆碾压或者车厢、车身和驾驶室同时发生于一体；若车辆发生爆炸、燃烧等还会造成伤员烧伤、爆炸伤等。交通事故伤大多数具有复杂性、多发性、高能量、高速度的特点，最常见的损伤部位主要见于关节、骨头。其中最严重的伤害是多发性骨折，其具有创伤范围大、伤势复杂和严重的特点；以头部受伤造成颅脑损伤的死亡率最高，失血性休克次之；交通事故伤很多时候还有身体多个功能器官衰竭的情况发生，治疗难度很大。具体特点如下所述。

1.致伤因素、致伤机制复杂 多发伤和复合伤多见，且致死率和致残率高，同时诊治难度大，易漏诊。同一个伤员可以同时受多种致伤因素造成身体多处不同类别的伤，同种致伤因素可造成不同位置的伤，同一部位可同时存在多种伤。

2.**伤情严重，易出现休克，致残和死亡率高**　交通事故伤多数为多发伤，受伤范围广，伤情复杂，可大量失血并累及身体多个器官，休克发生率及死亡率高，可出现低血容量性休克、心源性休克，也可两者同时出现，医务人员要及时进行抗休克治疗，抢救伤病员的生命。早期伤情严重的伤病员，易出现严重缺氧；主要的致死因素为严重的颅脑损伤、胸部损伤、腹部损伤，受伤的部位越多，越严重，死亡率越高。

3.**伤情复杂，确诊困难，容易漏诊、误诊**　交通事故伤常常造成伤病员多种伤同时存在，同一部位可存在多种伤型，同种伤存在多个器官，开放性伤情和闭合性伤情同时存在的复杂情况。很多伤情和症状相互掩盖，医务人员抢救的时候要全面评估患者的病情，不能只看到表面或者一两个明显的患处，为了防止误诊、漏诊，必须要进行全面的检查。

4.**救治过程存在矛盾、冲突**　伤病员伤情危重，多器官、多脏器受损，可能同时多个问题需要紧急处理，对医务人员急救技能要求高，一定要做到主次分明，急救有序，全面评估、掌握伤病员的伤情，及时准确处理伤病员救治过程中的矛盾和问题，必要时可多学科合作抢救。

5.**感染率高、并发症多**　交通事故伤伤情复杂，累及多器官、多脏器。开放性损伤、内脏破裂伤、休克、机体免疫力下降等原因，使感染多发，处理不当易出现严重并发症甚至死亡。

（三）交通事故伤的应急处置

交通事故发生后，医务人员到达现场要用极短的时间判断周围环境是否安全，必要时请求消防、公安配合以确保环境安全方可进行施救，对因车祸引起毒物污染环境的情况应尽快脱离现场，将伤病员转移至安全区域进行施救。医务人员应尽早处理伤病员，及早医治，伤后1小时被称为"黄金1小时"，及时、有效地进行医疗救援，能降低伤病员的死亡率。

1. 一般性交通事故的救治　此类事故一般发生频繁，伤亡少，损伤小，救治工作较好进行，事故发生后应保护现场，查看伤病员伤情，立即报警和呼叫急救中心。对伤情危重的伤病员，立即给予急救处理，及时转入医院救治。

2. 重大交通事故现场救治　重大交通事故现场会有大批多发伤伤病员，伤情重、伤情复杂，较一般性交通事故少见，但伤亡人数多，损失大。此类事件应积极救治伤员，减少伤亡率。

（1）在确保现场环境安全的情况下进行救护，确保救护人员的安全，不随意搬动伤员。

（2）了解伤员的伤亡情况，快速进行检伤分类，在事故空地临时划分红、黄、绿区，分别放置重度、中度、轻度伤病员。

（3）准确判断伤病员伤情　院前处置包括按照气道、呼吸、循环、意识法进行快速检查并实施急救。按照头、颈、胸、腹、四肢做初期判断，首先要处理威胁生命的因素：窒息、严重休克、心跳呼吸骤停（确诊死亡时间较长无抢救价值除外）、大动脉破裂、张力性气胸等，开放气道、CPR、抗休克、止血极为重要，切记不能急于搬运。

（4）掌握急救原则　重大交通事故现场各类伤情伤员均存在，对医务人员急救技能要求高，医务人员要掌握"复苏、开放气道、止血、包扎、固定"的原则进行救治，先处理重伤的伤病员，再救治轻伤的伤病员。

（5）快速静脉通路的建立　对于重症伤病员快速建立静脉通路，防止休克，快速补充血容量，必要时可建立两条静脉通路。

（6）给予正确的体位　对休克伤病员给予头部抬高30°，下肢抬高30°的中凹卧位；对胸腹部伤的伤病员给予半卧位或患侧卧位；对颅脑损伤的伤病员给予头抬高15°~20°，头偏向一侧，保持呼吸道通畅。

（7）伤病员的转运　在救护车转运途中，需要密切监测生命体征，并通过传输系统将生命体征的数据传达给送往的医院，对多人受伤者应上报调度与医院急诊联系，做好处置伤员的准备，到达医院尽可能详细地与当班医生进行交接。

（8）控制场面，转运有序　重大交通事故常常发生在比较偏远地区，救治现场环境恶劣，受伤人员比较多，伤病员心理恐慌，场面比较混乱，见救护车的到来，容易争抢上车，往往是受伤轻的伤病员抢先上车，重症伤病员由于伤情复杂严重易被留在现场，此时医生、护士、驾驶员一定要控制现场，必要是请求公安机关协助，一定要让最严重的伤员得到最快的治疗。

（四）交通事故的护理要点

1. 详细、及时、准确记录伤病员的病情及救护情况　护士应对所负责的伤病员基本信息、病情及救治时间、过程进行详细记录。

2. 及时给予氧气吸入　交通事故所致伤病员多数存在多发伤、复合伤，低氧血症发生率高，有条件者应尽早给予氧气吸入，必要时给予呼吸机辅助呼吸。

3. 严密监测伤病员病情变化　密切观察伤病员的生命体征变化，包括血压、血氧、呼吸、心率、神志、面色、尿量等，如有异常，及时通知医生。保证伤病员身上的管路如尿管、各类引流管、输液装置等固定好且通畅，各项护理操作保证无菌。

4. 配合医生进行抢救　医护之间密切配合，用物及药品准备齐全，及时准确执行医嘱，熟练掌握各种抢救技能，沉着冷静，忙而有序地抢救伤病员。

5. 做好心理护理　安慰、鼓励伤病员，使之克服恐惧心理，增强战胜疾病的信心。

二、矿难事故

（一）矿难事故的概述

地下蕴藏着丰富的矿物质，开采有用矿物质为世界带来了财富，推动了经济发展。煤炭是重要的能源燃料，特别是用于发电，在世界很多国家进行商业开采。煤矿的开采最早开始在新石器时代，18世纪美国开始了商业煤矿的开采，煤矿的开采类型分为露天开采和地下开采，大多数的煤层远离地表，因此，地下开采占主要方式，约占总煤矿生产的60%左右。

我国煤炭矿藏地质结构较为复杂，极易引发重大安全事故，2017年我国矿难死亡人数为375人，煤矿领域已经成为了我国工业安全事故的高发区。地下开采时井下作业条件复杂，体力劳动强度大，影响开采安全的环境因素包括井下交通、井下通风、照明、煤尘、湿度、炮声、噪音等因素；不安全因素包括塌方、瓦斯爆炸、电缆失火、透水、冒顶等。矿难是指在采矿过程中发生的事故，通常造成伤亡的危害性极大。世界上每年至少有几千人死于矿难。矿难发生的频率在中国等发展中国家尤为突出。

引发矿难的原因有多种，包括有毒气体泄漏或天然气爆炸，煤炭粉尘爆炸、地震活动、水灾或者机械故障及指挥失误等。矿难创伤多数是由井下塌方、冒顶、瓦斯爆炸、煤尘爆炸等因素造成，顶板灾害是煤矿最常见、最容易发生的事故，在煤矿五大灾害（煤尘、水、火、瓦斯、顶板）中，无论是发生次数还是死亡人数，顶板事故都居煤矿各类事故之首。矿山创伤常由井下冒顶、片帮、塌方等暴力直接作用于身体造成的创伤；井下火灾与一般火灾相比，造成的伤亡人数更多。

（二）矿难事故的致伤特点

矿难创伤伤情复杂，种类繁多，多以复合伤、多发伤的形式出现，伤势严重，易引发感染、休克及器官衰竭的严重并发症。根据矿难伤发生的原因，矿难伤造成的伤害可分为直接暴力伤、间接暴力伤、爆炸伤（包括瓦斯爆炸和雷管爆炸）三类，造成伤情特点如下所述。

1. 直接暴力伤　直接暴力伤包括砸伤、挤压伤、摔伤、机炸伤、爆炸伤等。其中砸伤伤病员最多，主要是由塌方、冒顶、片帮或煤块的脱落造成人员砸伤，受伤部位可累及全身如四肢、颅脑、胸腹及内脏等，可出现多发伤、复合伤；挤压伤可由矿车挤压或塌方等导致大块物体砸压在伤病员身上所致，伤情复杂，可累及身体多部位、多脏器，其发生率仅次于砸伤；摔伤指由高处坠落造成的伤害，受伤的严重程度与坠落点位的高低及伤病员着地点有关，一般坠落点位置越高，受伤越重。人体从高处坠落时，多数为足踝部着地，地面的反作用力向上传导，造成典型的足踝-下肢-脊柱-颅脑连锁损伤，若头颅和胸腔直接着地或撞在凸起的物体上，很可能直接死亡；机器伤多为矿车的压扎伤、绞车钢丝绳的切割伤，多为开放性损伤，易引发感染；爆炸伤多为开山放炮、井下处理哑炮或违规操作引起的突然爆炸，易造成开放性损伤、内脏损伤、出血及身体其他部位的广泛性损伤。

2.间接暴力伤 间接暴力是指暴力作用于机体后，力量通过肢体传导到损伤局部造成的伤害。比如矿井支柱、顶梁倒塌，砸伤背部，使躯体过度屈曲造成脊柱压缩性骨折，同时腹部压力升高导致膈肌破裂等。在严重的多发伤、复合伤中，70%~100%并发创伤性失血性休克，如胸腹伤引起的内脏出血，胸部损伤引起的血气胸、窒息、心肺功能衰竭等；严重感染导致多器官功能障碍综合征；颅脑损伤可因颅内出血、水肿致脑疝而死亡。

3.爆炸伤 爆炸伤包括瓦斯爆炸、雷管及煤粉爆炸引起的损伤，爆炸伤是矿难伤最严重、破坏性最强的群体伤亡事件。瓦斯是井下有害气体的总称，包括一氧化碳、甲烷、硫化氢、二氧化氮等。它是在煤的生产过程中产生，在开采时释放出来的，如通风不良或防护不当，就会引起瓦斯爆炸。当瓦斯爆炸时有高压气流引起的冲击伤、高温所致的烧伤、一氧化碳引起的窒息和中毒以及其他外力所造成的复合性损伤，会出现头面部及裸露皮肤、呼吸道的灼伤、一氧化碳中毒、休克等伤情。雷管爆炸伤也是高能量复合伤，雷管的使用也是造成矿难伤的重要因素，雷管爆炸多数放是由炮工操作不规范导致，少数是由雷管延迟爆炸引发的，其受伤面积以手部、面部、颈部多见，以冲击伤、烧伤、一氧化碳中毒、窒息为常见症状。由于井下条件有限，爆炸伤受伤创面不整齐、创面内有异物等，给抢救带来很大的困难。

（三）矿难事故的应急处置

矿难事故发生后，井下地形环境错综复杂，随时可能发生二次灾害事故，如果救援人员贸然进入井下灾害现场实施救援受困人员和探测灾害情况，将可能受到不可想象的二次人身灾难的伤害。同时由于灾后煤矿井下环境存在光照度低、湿度大、颗粒粉尘密度大等特点，给煤矿救援带来很大困难，对现场救护工作人员的救治能力有很大挑战。

我国各地的煤矿都隶属于国家煤炭安全局，具有统一指挥、统一控制、统一调控、统一规划的优势。我国制定了《全国煤矿创伤急救工作规范》，并在全国贯彻执行。此项工作规范矿难事故的救治流程，具体如下所述。

1.煤矿创伤急救工作具体的三个环节　①组织领导与建设；②解脱、运输与通讯；③复苏与救治。它们相互联系，但组织领导是首要环节，并且贯穿在所有环节及各项工作中。这是因为煤炭生产与安全有统一的指挥和调度，创伤救治有煤矿创伤急救领导小组。这也是国内的其他行业乃至其他国家所不能比拟的。

2.煤矿创伤的三级急救网　①井下和井口保健站；②矿医院；③矿务局总医院。2003年国家安全生产监督管理局为加快建立和完善国家矿山医学救援体系，成立了国家矿山医学救护中心，它作为矿山应急救援体系的载体，负责指导、协调全国矿山医学救援工作，并建立省级分中心，在各个大的矿山建立分中心。

3.确立先救后送、边救边送的原则　创伤急救工作分为两个阶段：院前急救（现场、保健站、途中）和院内急救（急诊科、病房、监护室）。要将采集外伤现场信息、解脱伤员、伤情初步判断、基本救护、边救边送、各级通信联络、高级救护等急救工作加以程序化管理。时间上突出一个"急"字，技术上突出一个"救"字，争取在短时间内有效地完成急救和安全转送任务。

矿山创伤的伤病员50%死于30分钟内，30%死于4小时内，20%死于数天或数周。可见矿山救护特别是院前救护非常重要，缩短院前救护时间能降低伤病员的死亡率。发生矿难时现场救援可分为以下程序。

（1）灾害事故发生后，一般有一个由小到大的发展过程，在场人员要沉着、冷静、保持清醒，迅速判断事故发生的地点、原因、性质、事故程度，迅速上报，并在保证人员安全的情况下，利用身边工具，处理事故。当事故无法消灭时，应快速安全撤离，撤离工作要有序进行，切忌大喊大叫，四处乱跑。当事故发生后暂时不能撤离时，应尽快寻找避难所，等待救援。

（2）当井下发生火灾、爆炸或毒气等灾害时，井下人员应迅速佩戴防毒面罩，进行逃生。

（3）正确选择逃生路线。根据事故发生的地点、特征、性质，寻找最短时间内安全撤出的路线。

（4）如果剧烈爆炸源距离特别近，无法安全撤离时，应面部朝下卧倒，防止烧伤，同时可用湿毛巾捂住口鼻面部。

（5）遇到冒顶又无法逃离现场时，应将身体靠向坚硬的支柱，防止再次受伤。同时利用身边物品敲打通风、排水的管道，向外求助。

（四）矿难事故的护理要点

矿难施救时要遵守"先救后送，边救边送"的原则。无论伤员还是救护人员均要进行防护，避免再次受到伤害。在伤病员救治过程中，要掌握先重后轻的救治原则。

1. 保持呼吸道通畅，及时给予氧气吸入　严重创伤伤病员多合并呼吸道梗阻，护士应立即为伤病员开放气道，清理呼吸道分泌物、血块、呕吐物、异物等，并将伤病员的头偏向一侧。对舌后坠者，将舌头拉出并固定，保持呼吸道通畅，给予氧气吸入，必要时给予环甲膜穿刺术。有心跳、呼吸停止者立即给予心肺复苏。

2. 妥善处理伤口，及时止血、包扎，防止伤口污染　矿难伤多数为开放性伤口，且现场环境差，伤口污染严重，若伤口大出血，则先用无菌敷料按压止血或止血带止血，必要时给予清创消毒。

3.密切观察病情变化　矿难伤病员多数伤情复杂，病情变化快，要密切观察伤病员生命体征变化，特别是神志、皮肤颜色、末梢循环等，如有异常，立即报告医生。

4.建立静脉通路，抗休克治疗　伤病员多为多发伤，可出现大出血或内脏出血，要迅速建立至少两条静脉通路，补充血容量，防止休克。对于躁动不安的伤病员不宜使用镇静剂，以免掩盖病情。颅脑受伤，有血肿或脑疝者，给予脱水、利尿剂等降低颅压。

5.转移　爆炸引起受伤的伤病员，立即脱离现场环境，将伤病员置于通风处；对由于瓦斯、雷管爆炸导致的复合伤伤病员，应立即将伤病员转移至安全、通风良好的地方。

6.合理使用止痛剂　对于爆炸烧伤引起的疼痛，可遵医嘱给予止痛剂。但对于复合伤伤病员，禁用止痛剂，以免掩盖病情。

7.确保转运途中安全　经现场紧急救治后，应立即将伤病员转至医院进行抢救。在转运途中要注意保持伤病员呼吸道通畅，骨折患者避免在搬动、转运途中造成二次伤害，加重病情；根据伤病员的伤情，采取合适的体位。同时途中做好相应紧急处理并记录。

8.心理护理　做好伤病员心理护理，消除伤病员紧张、恐惧心理，增强伤病员治疗伤痛的信心。

三、火灾事故

（一）火灾事故的概述

火灾是指在时间或空间上失去控制的燃烧所造成的灾害。发生燃烧需要可燃物、助燃物、着火源三大要素。在各种灾害中，火灾是最经常、最普遍的危险公众安全和社会发展的主要灾害之一，其发生频率较其他灾害高，其直接危害是对人体造成烧伤和（或）烫伤，其次来自火场的烟雾和有毒物质也对人体造成很大的伤害。总之，火灾的发生会给人类身体健康和财产安全带来很大伤害和损失。

（1）火灾根据可燃物的类型和燃烧特性，分为A、B、C、D、E、F六大类。

①A类火灾：指固体物质灾害。这种物质通常具有有机物性质，一般在燃烧时能产生灼热的余烬，如木材、干草、煤炭、棉、麻、毛、纸张、塑料等火灾。

②B类火灾：指液体或可熔的固体物质火灾。如煤油、柴油、原油、甲醇、乙醇、沥青、石蜡等火灾。

③C类火灾：指气体火灾。如煤气、天然气、甲烷、乙烷、丙烷、氢气等火灾。

④D类火灾：指金属火灾。如钾、钠、镁、钛、锂、铝、镁等火灾。

⑤E类火灾：指带电火灾。如物体带电燃烧的火灾。

⑥F类火灾：指烹饪器具内的烹饪物（如动植物油脂）火灾。

（2）根据火灾的等级标准分类，分为特别重大火灾、重大火灾、较大火灾和一般火灾四个等级。

①特别重大火灾：指造成30人以上死亡，或者100人以上重伤，或者1亿元以上直接财产损失的火灾。

②重大火灾：指造成10人以上30人以下死亡，或者50人以上100人以下重伤，或者5000万元以上1亿元以下直接财产损失的火灾。

③较大火灾：指造成3人以上10人以下死亡，或者10人以上50人以下重伤，或者1000万元以上5000万元以下直接财产损失的火灾。

④一般火灾：指造成3人以下死亡，或者10人以下重伤，或者10000万元以下直接财产损失的火灾。

（二）火灾事故的致伤特点

发生火灾时，一般火势迅猛，现场环境复杂、危险，给现场有效施救带来很大困难。当发生火灾时，火势中心的温度一般可迅速达到500℃，同时迅速产生大量烟雾，根据可燃物不同，可产生有毒气体或引起爆炸。现场除出现大量烧伤、烫伤伤病员外，大量烟雾刺激使伤病员局部如眼睛、呼吸道等产生不良刺激，烟雾刺激引起伤员眼部刺痛、流泪；呼吸加快、气道灼伤、声音嘶哑等，严重时会出现呼吸困难。当楼房发生火灾时，被困群众会出现慌乱不安、盲从等状态，甚至失去判断从高层跳出，人体因高处坠落造成伤害甚至死亡。故火灾现场伤员以烧伤、烫伤、冲击伤、化学伤、爆炸伤等复合伤较多，伤情重且复杂，救治难度大，对现场救护人员要求度高。

（三）火灾的应急处置

发生火灾时应有序组织撤离，一面组织现场扑救，一面迅速报警，尽可能减少人员伤亡和财产损失。

1.现场扑灭火情　一旦发现火灾，现场人员采取积极、正确的扑救，可有效减少火灾带来的伤害，据统计，至少70%的火灾可被现场人员扑灭。

根据不同可燃体引起的火灾，可采用相应的灭火器。

（1）扑灭A类火灾可选择水型灭火器、泡沫灭火器、磷酸铵盐灭火器、卤代烷灭火器。

（2）扑救B类火灾可选择泡沫灭火器、干粉灭火器、卤代烷灭火器、二氧化碳灭火器。

（3）扑救C类火灾可选用干粉灭火器、水型灭火器、七氟丙烷灭火器。

（4）扑救D类火灾可选择粉状石墨灭火器、专用干粉灭火器，也可用干砂或铸铁屑末代替。

（5）扑救E类火灾可选择干粉灭火器、卤代烷灭火器、二氧化碳灭火器等。

（6）扑救F类火灾可选择携带便携式食用油专用灭火器或者厨房设备灭火装置系统。

（7）在身边没有专业灭火器时，也可就地取材，选择合适灭火工具进行灭火，如用水冷却灭火、用棉被、锅盖、沙子等阻挡可燃物燃烧等。

2.人员救治

（1）自救互救　当发生火灾时，现场群众切忌慌乱，要利用身边物品，采取合适姿势迅速逃离火灾现场。

①发生火灾时，要低姿匍匐前进，向逆风方向逃离，逃跑途中可用湿毛巾捂住口鼻。

②开门时，要先试探门把手温度，以免烫伤。

③逃生时可打湿衣服或披上浸湿的毛毯、棉被，以降低皮肤烧、烫伤。

④若住在楼房，逃跑时切忌乘坐电梯。楼层不高，无其他出口时，可选择跳楼，跳楼前可扔下一些物品缓冲，跳楼时要尽量利用身边物体缩小坠落距离；高楼层的住户，可利用绳子或床单等物品连成绳索，顺绳索滑下。

⑤若火势过大，房间被包围，无法逃离现场，首先要紧闭房门，用湿衣物等堵住门窗缝隙，避免浓烟进入，室内易燃物品如门、被褥等可不断泼水，避免大火进入。

（2）医疗救治　及时、有效的院前救治可为伤病员尤其重症伤病员赢得救治时机。医护人员到达现场后要按轻重缓急、受伤种类进行分组救治，及时协作伤病员脱离现场环境和停止烧伤。

①迅速判断伤情：根据不同情况进行登记分类。

②防止感染：迅速协助伤病员脱离现场环境，对于烧伤伤病员注意创面保护防止感染。

③预防休克：休克是烧伤最早出现的并发症，同时也是伤病员死亡的主要原因之一，应注意患者主诉（有无口渴、烦躁、血压下降等）及客观症状，及时给予干预。

④气道管理：现场大量的烟雾，会造成伤病员吸入性损伤、气道烧伤，严重时造成患者气道梗阻，故医护人员要及时清除患者口鼻分泌物，保持呼吸道通畅，对于呼吸困难者给予吸氧，必要时可气管切开。

⑤其他创伤的救治：如骨折、精神创伤等，医护人员要及时给予包

扎、固定，必要时给予镇静剂、止疼剂。

（四）火灾事故的护理要点

（1）迅速抢救伤病员生命，遵循"先重后轻，先救后治"的原则，护士应对所负责的伤病员基本信息、病情及救治时间、过程进行详细记录。对于心脏骤停患者，及时给予心肺复苏。

（2）根据烧伤程度，给予创面处理，处理过程中要注意无菌操作，创面感染造成的死亡率在70%以上。

（3）迅速建立静脉通路，及时补液防止休克。严密监测伤病员病情变化，密切观察伤病员的生命体征变化，包括血压、血氧、呼吸、心率、神志、面色、尿量等，如有异常，及时通知医生。

（4）保持呼吸道通畅。无论是头、面、颈部烧伤还是合并其他损伤导致患者出现低氧血症时，及时给予氧气吸入，伤病员出现声音嘶哑或呼吸困难时，及时给予气管切开。

（5）配合医生进行专科抢救。医护之间密切配合，用物及药品准备齐全，及时准确执行医嘱，熟练掌握各种抢救技能，沉着冷静，忙而有序地抢救伤病员。

（6）遵医嘱给予镇静、止疼，做好心理护理。安慰鼓励伤病员，克服恐惧心理，增强战胜疾病的信心。

（7）记录患者出入量。必要时留置尿管，观察尿量及尿色变化，了解出入量情况。

第八章　应急事件心理应激与干预

第一节　应急事件心理干预

一、应急事件心理危机

（一）应急心理危机的概念

心理危机是指个体在遇到自然发生或人为产生的应急事件或面临重大的困难和挫折，对人类具有危害后果，当事人既不能回避又无法用自己的应激方式和资源来解决问题时所出现的心理反应。

一般来说，危机有两个含义，第一是指应急事件，出乎人们意料发生的，如水灾、地震、疾病暴发、空难、恐怖袭击、战争等；第二是指人所处的紧急状态。当个体遭遇重大问题或变化发生使个体感到难以解决、难以把握的事后，平衡就会被打破，正常的生活就会受到干扰，内心的紧张会不断积蓄，进而出现无所适从，甚至思维和行为的紊乱，进入一种失衡状态，这就是危机状态。危机意味着平衡稳定的破坏，引起混乱、不安。危机出现是因为个体意识到某一事件和情景超过了自己的应付能力，而不是个体经历的事件本身。

（二）危机分类

1.**发展性危机**（developmental crisis）　指在正常的成长过程中，急剧的变化所带来的异常反应。如上学、毕业、青春期发展、远离父母、退休等。

2.**境遇性危机**（situational crisis）　指突然遭遇危及个体生命、财产安全的事情所出现的危机状态。如各种自然灾害，被绑架、车祸、被强奸等意外事件，突然的疾病或死亡等都属于境遇性危机。最大特点是紧急性、突发性、随机性、强烈性与灾难性。

3.存在性危机（existential crisis）　源于存在主义哲学的概念，它主要涉及个体生存的意义与价值观等，哲学与心理学之间一些深层次的问题有些可以非常现实，如职业、配偶选择；也可以是哲学层面的，如生存的意义是什么等。

（三）危机的临床表现

1.生理方面　肾上腺分泌增加、心慌、心跳加快、呼吸加速、胸闷、头晕、头痛、恶心、呕吐、血压升高、腹（胃）痛、腹泻、尿频、尿急、出汗、手脚发麻、手脚颤动或抽搐、失眠、噩梦等。

2.行为方面　回避、强迫、攻击、举止僵硬、坐立不安、拒食或暴食、毁物伤人、酗酒、药物依赖等。

3.心理方面　悲痛、脆弱、抑郁、愤怒、恐惧、激惹、精神不集中、情绪错乱、记忆力下降、自我评价降低、判断和理解能力下降等。

（四）危机管理的原则

1.以人为本的原则　一切以挽救人的生命为重。

2.及时、有效的原则　及时、有效的救援对挽救人们的生命财产非常重要。在大型应急事件的救灾当中，时间就是生命。及时、有效不仅可以将灾难所造成的损失尽量减少，也为后期的顺利干预创造条件。

3.协调有序的原则　大型应急事件的危机管理是一种多层面、多角度的系统性干预，它需要各种技术、手段、资源同时介入。因此，如何协调多种资源，让整个危机的救援工作能有序进行，既是管理水平的体现，更是危机救援有效性的重要保障。一般这种协调有序的救援与组织管理所需要的物力、财力、人力一样重要。

4.科学的评估与决策原则　对危机事件的持续时间、严重程度、可能波及的范围、救灾所需要的人力、可能造成的人员与财产损失、物力与财力等情况的准确评估是至关重要的，它是整个危机事件干预决策的基础。

5.**信息的准确与公开化原则** 危机、混乱容易丧失对信息的评估与判断力。传言、谣言很容易让处于危机中的公众出现恐慌情绪，采取非理性的行为，甚至酿成继发性危机。

6.**资源取向的原则** 面临危机，既往拥有的资源消失、应对措施失灵，容易陷于混乱。所以，危机干预者特别需要帮助当事人去发现、利用自己现在所拥有的资源，重建对事态的掌控感。

（五）危机管理的步骤

1.**评估** 对危机及其相关因素进行全面、准确地评估。

2.**计划** 制定一套简洁、清楚、明确的危机干预计划。

3.**实施** 建立一个多层面、多资源、多角度的综合的、全面的管理体系。有效的危机管理工作机制，可保障干预计划的落实。

4.**评价** 对危机干预计划及其实施情况及时修正和评估；危机缓解后的后续干预和管理。

（六）危机管理的内容

1.**对危机当事人的管理** 最大限度地保障危机当事人的生命安全，尽快使其脱离危机灾害现场。当事人转移至安全地带后，根据其不同的情况给予相应的医学和心理学处理。

2.**对危机目击者的管理** 危机的目击者同样会受到心理创伤，需要尽快使目击者脱离现场，同时给予必要的心理支持。

3.**对危机现场的管理** 保护、隔离、清理现场等。

4.**对危机干预资源的管理** 保证危机干预资源的及时、有效、可靠、协调，是整个危机管理的核心之一，它是危机干预是否成功的基础。

5.**对危机干预者的管理** 挑选合适人员充当危机干预者，并对其进行必要的培训。

（七）心理危机的评估

危机可能对当事人造成怎样的影响、预后或结局怎样都涉及到评估问题。评估是危机干预中非常重要的环节，它贯穿于干预计划的制定、实施和评价的整个过程。

1.心理障碍诊断 CCMD-3中将与应激相关的精神障碍分成创伤后应激障碍、急性应激障碍、适应障碍三个部分，这三个方面都需要全面的医学与心理学干预，其中创伤后应激障碍是最难以处理的创伤后果。

2.对危机当事人心理状态的评估 基本的认知功能主要是思维的条理性与逻辑性。评估与危机相关的认识以及触发危机的诱因是什么、是否有意愿摆脱危机处境等。

（1）情绪状态 不同程度的情绪失控感、容易激惹、紧张、恐惧、情感脆弱、过分警觉是处于危机状态的人最常见的情绪反应。有些会表现出孤独、抑郁、退缩情绪，甚至还会出现严重的消极或自杀念头。

（2）行为方面 处于危机中的人通常会丧失主观能动性，从而进一步地陷于危机状态不能自已，并能强烈地体验到无力感、失控感。行为能动性的评估与危机干预的具体措施密切相关。

（3）自杀风险 保护危机当事人安全是危机干预的基本原则。许多危机当事人都有不同程度的消极情绪，产生悲观、绝望甚至自杀心理。

（八）心理危机的后果

（1）能顺利度过危机，并掌握了处理危机的方法。

（2）度过了危机但留下心理创伤。

（3）经不住强烈的刺激而自伤自毁。

（4）不能度过危机进而出现了严重的创伤后应激障碍。初级受害者是亲历了创伤事件的个体（如性袭击的受害者）；次级受害者是目击创伤事件或创伤事件中的帮助者（如警察、急救人员、救火队员）；三级受害者是遭受创伤事件非直接影响的个体（如受害者的家庭成员）。

（九）心理危机治愈的标准

（1）当事人可以控制对创伤事件的反应，感觉该创伤事件是可以接受的。

（2）当事人可以控制自己的头脑，自尊得到恢复（感觉自己有价值）。

（3）当事人人际关系的修复，发现了该事件对生活的意义。

（4）当事人能够完整地叙述整个过程，并伴随适当的情绪。

二、心理危机干预

心理危机干预指对处在心理危机状态下的当事人采取明确的有效的措施，使之最终能战胜危机，重新适应生活，避免自伤或伤及他人，恢复动力和心理平衡。

（一）应急心理干预的四个阶段

1.即刻 给予简单的心贴心的关怀，用简单的语言；如果条件允许可提供实际的帮助，如提供食物和饮料；善意的、安全的"我在这儿帮你"最好有明显的制服、牌子等；帮助应付媒体、警察、学校机构等，鼓励讲述经历，但不要强迫（如果他/她愿意说，你就听）；情感支持（拥抱、发微信、说"我在这里陪伴你"）；对即将出现的睡眠障碍和侵入有所准备。

2.一或两天以后 组织小组会谈，保持房间的安静，不被打扰，足够的时间，一起进行叙事性工作；帮助加强小组内的团结与支持；帮助把碎片式的记忆连成一体；帮助解决内疚和怀疑；每个人的经历都是发生事件的一部分，相互帮助。

3.一或两周以后 检查创伤后的症状（休息、饮食、日常生活情况）；特别的"痛点"鼓励患者回到日常生活；讨论来自周围环境的反应。

4.一或两月以后 创伤后症状的检查，检查个体的"痛点"鼓励患者回到日常生活；讨论对外界环境的反应，找到该事件对生命的意义。

（二）心理危机干预的目的

（1）减轻急性心理创伤造成的心理危机风险，稳定或减少事件对心理造成的严重后果，预防创伤后应激综合征的发生。

（2）帮助当事人学习危机的应对技巧使其战胜危机，尽快恢复甚至超过危机前的功能水平，并能促进心理成熟和成长。

（三）制定心理危机干预计划

心理危机干预计划是围绕目标所制定的，如采用什么样的理论框架来解释求助者的问题，采用什么干预模式与核心技术，求助者拥有什么可利用的资源，干预者还需要借助什么资源，干预计划的具体实施步骤等等。需要注意的问题：尽可能地调动求助者的主观能动性，使之参与干预计划的制定工作；危机干预的计划要充分体现对求助者人格与独立性的尊重；危机干预的计划应该具有可操作性、可行性。

（四）心理危机干预的基本策略

（1）主动倾听和热情关注，并给予当事人心理上支持。

（2）提供当事人疏泄机会，鼓励当事人将自己的内心情感宣泄出来。

（3）解释危机的发展过程，使当事人树立自信、理解目前的境遇、理解他人的情感。

（4）给予当事人希望和保持乐观的态度。

（5）培养其兴趣，鼓励当事人积极参与有关的社交活动。

（6）注意社会支持系统的作用，当事人多与家人、亲友、同事接触和联系，减少孤独和心理隔离。

（五）常用的心理危机干预技术

1. 一般技术　适用于危机干预的一般性心理治疗技术，包括倾听、共情、理解、接纳、商量与建议、宣泄与表达、教育与咨询、鼓励与支持等等。

2. 特殊技术　精神动力性的创伤治疗，紧急事件应激晤谈技术；创伤处理技术；EMDR眼动脱敏和再加工；催眠治疗；放松训练；哀伤辅导；特殊的干预技术一般适合急性危机过后的患者，而不适合正处于危机失衡状态的当事人。应当由专业人士或者专门训练的工作人员完成。

（六）心理危机干预中的关系问题

关键是在当事人与干预者之间建立起一种可以信赖的关系。这是突破危机僵局的第一步。如何建立这种可信赖的关系？

（1）危机干预者保持积极、热情、诚恳的态度。

（2）采用关心、同情、简洁的言语来表明危机干预者是没有威胁的、安全可靠的、没有压力的，不带有价值取向的。

（3）与危机当事人尽早建立一种有效的交流方式。一对一的个人化沟通有利于突破危机当事人的无着落感、无能为力感，带动当事人一起面对、解决危机。

（4）帮助当事人正视目前的处境，采用适应性的方式解决问题，而不是回避问题。

（5）提供稳定而有效的救助，包括危机干预中心的24小时联系电话、危机干预当事人的随时联系方式、医院急救室的电话等。

（6）动员一切可用的资源，包括学校、家庭、单位、社区、朋友等来帮助危机当事人。

（七）心理危机干预实施步骤

1.第一阶段 心理危机干预者要像细心关爱的父母一样去工作。

（1）工作的主题 尽量帮助危机者脱离危机现场，尽最大努力保护当事人的生命安全，尽快恢复生活秩序。

（2）当事人所处的状态 ①生理方面：生理代谢变慢，疼痛感减弱，饥饿感减弱。②情绪方面：惊恐不安或者处于分离、麻木、迟钝状态。③生活方面：生活混乱无序。④行为方面：战斗（fight）即个体处于强者地位的反应；逃跑（flight）即个体动作快，通过奔跑来摆脱危险；冻结（freeze）即当个体发现自己处于弱者地位而采取完全静止状态以避免被攻击；投降（submission）是个体最后的保全策略。

（3）危机干预者应该做的事情 尽快让当事人脱离危机现场；将当事人带出混乱状态，进入有规律的稳定状态；营造安全的氛围，提供情感支持与道义上的赞同；用简单明了的语言、温和的目光接触，告诉当事人所发生的事情；提供实际的帮助，如住房、食物、保暖，给亲友打电话，护送当事人回家，整理散失的财物。协同警方、安全部门、保险机构、媒体处理有关事宜，提供积极有效的支持系统；处理可能发生的睡眠、闯入性回忆等问题。

（4）危机干预者最不该做的事情　在危机刚刚发生后，危机干预者最不该做的事情包括将事件大事化小；责备当事人；开愚蠢的玩笑；打探事件的内幕或内情；不恰当的猜测或推论；遗忘或不重视此事。

2.**第二阶段（1~2天）**　危机干预者像耐心的教师一样工作。

（1）工作主题　对危机当事人进行心理教育，帮助他们能更好地理解自己所经历的事件，包括恰当地告知并解释所发生的事情、人类对创伤的幸存反应、人类的创伤复原过程等。同时，还要帮助当事人准备应付来自家人、朋友、陌生人对事件的反应，如责备当事人、开愚蠢的玩笑、打探内幕、回避当事人、各种各样的评论等。

（2）工作形式　将有共同经历的人组成互相支持、有凝聚力的团体，分享创伤中的体验；通过团体成员共同完成整个创伤性故事，达到互相帮助的目的。

（3）前期准备条件　参加者的创伤复原水平相似；情绪状态相对稳定；拥有充足的食物、饮水、安全的住所；团体治疗要在一个安静、没有打扰的环境中进行，时间比较充裕，让参加者有足够的时间表达自己的感受。

3.**第三阶段（1~2周至1~2个月后）**　危机干预者要像心理治疗师一样工作。主要的工作包括：检查创伤症状，发现"特殊的痛点"；详细回顾整个创伤性事件的全过程；帮助回到正常的生活，应对环境的反应；加强原有团队的凝聚力，继续从团队中获得支持与帮助；保持原有的职业；早期发现、预防创伤后应激障碍；寻找事件的积极意义；准备应对"周年祭日"反应；评估创伤的康复情况。帮助当事人尽早摆脱危机，重建生活的秩序，并从危机中学习与成长。

（八）心理危机干预结果评价

求助者的评估、干预者的评估既可以反映干预的效果，也可以反过来提示干预目标的确定、干预计划的制定是否准确恰当。它是对整个干预计划的反馈。谨记对危机当事人只进行评估不给予干预是极不人道的，而只实施干预不进行恰当的评估既不利于整个干预计划的实施，也不利于危机干预的科学研究。要尽量减少危机事件对人的损害等。

第二节　应激障碍与干预

一、应激障碍概述

应激反应是指个体因为应激源所致的各种心理、生物、社会、行为方面的变化，常称为应激的身心反应。它是个体对变化着的内外环境所作出的一种适应，这种适应是生物界赖以发展的原始动力。对于个体来说，一定的应激反应不但能及时调整与环境的契合关系，而且有利于人格和体格的健全，从而为将来能适应环境提供条件。所以说应激的反应并不总是对人体有害的。

应激反应并不等于应激障碍，只有应激反应超出了一定强度或持续时间超过一定限度，并且对个体社会功能和人际交往产生影响时，才构成应激障碍。严重心理创伤后随着时间的推移，症状和诊断都是可以发生变化的，如急性应激反应、创伤后应激反应几个月后又出现抑郁；进食障碍、酒精依赖或药物依赖多年后出现应激障碍问题。应急事件作为一种特殊的生活事件，通常与危机共同存在。应急事件的结果也不仅仅是生命和财产的损失，由于灾难本身极大地超出了社区和个体的应对能力，应急事件不可避免地会导致易感个体继发各种常见精神卫生问题，如急性应激障碍、创伤后应激障碍、抑郁症、自杀。

应急事件后常见的精神卫生问题可以分为6组：相对独立的后果即

灾后特定精神障碍；非特定的悲伤反应；其他健康相关问题；长期慢性的生计相关问题；资源丧失；青少年特定问题。其中，灾后特定精神障碍是国内外研究最为集中的一个领域，灾后特定精神障碍主要指急性应激障碍、创伤后应激障碍、抑郁症以及自杀等。

（一）应激障碍诊断与鉴别诊断

如果病种仅持续1~2天，则不应诊断为心理障碍。若持续7天以上，则考虑心理障碍的诊断；其严重程度如已影响工作、学习及生活，或有自杀行为，则是心理障碍。应激所致心理障碍的症状学标准（症状体征）有失眠、情绪低沉、话少、性格改变、烦躁、自责、疲乏、恐惧、紧张时，应考虑心理障碍。

（1）警觉及敏感意识觉醒程度高，敏感，外界突如其来的较轻微的声响也可引起惊跳反应，如心惊肉跳。

（2）失眠主要表现为入睡困难，早醒，中间易醒。

（3）情绪低沉，活少，易激惹争吵，易哭泣、任性、焦虑、紧张及无名恐惧、烦躁自责，有时表现为焦虑的躯体化症状，如坐立不安、小动作增多、手抖、口吃、不愿意与人接触，口渴，尿意频繁。

（4）头昏无力，易倦，全身慢性疼痛。

（5）注意力不集中，工作中容易出差错。

（6）思维紊乱，茫无头绪，轻率决定问题，不加思索或不能决定，往往犹豫而矛盾。

（7）性功能减退，月经不调或停经，停止泌乳。

（8）性格明显改变，表现为回避人际交往。

（二）应激障碍分类

应激障碍根据临床表现及病程长短可分以下几类：急性应激障碍（ASD）；创伤后应激障碍（PTSD）、抑郁与焦虑、分离障碍、酒精与药物滥用、自伤与自杀。

应激障碍通常存在以下三种分类标准：①我国现行的精神疾病分类系统（中国精神疾病–心理障碍分类与诊断标准CCMD-3）；②世界卫生组织的精神疾病分类系统（世界卫生组织标准ICD-10）；③美国的精神疾病分类系统（美国标准DSM—IV）。

中国精神疾病应激相关障碍分类与诊断标准：应激相关障碍指一组主要由心理、社会（环境）因素引起异常心理反应导致的精神障碍，也称反应性精神障碍。决定本组精神障碍的发生、发展、病程及临床表现的因素有以下几个方面：①生活事件和生活处境，如剧烈的超强精神创伤或生活事件，或持续困难处境，均可成为直接病因；②社会文化背景；③人格特点、教育程度、智力水平，以及生活态度和信念等；④不包括癔症、神经症、心理因素所致生理障碍，以及各种非心因性精神病性障碍。

二、应激障碍干预

应激障碍是指一组主要由心理、社会因素引起异常心理反应导致的精神障碍，也称反应性精神障碍。不同的应急障碍应采取不同的干预措施，下面进行分开讲解。

（一）急性应激障碍

急性应激障碍是指由于遭受到严重的急剧的心理社会因素后在数分钟或数小时之内所产生的短暂的心理异常。本病预后良好，一般可在几天至一周内缓解。可发生在各年龄期，多见于青壮年男女，发病率无明显差异。多数患者发病在时间上与精神刺激的内容有关，其病程与预后和及早消除精神因素有关。本症不包括癔症、神经症、心理因素所致生理障碍和精神病性障碍。

1.临床表现　在CCMD-3中，急性应激障碍的诊断标准如下。以异乎寻常和严重的精神刺激为原因，并至少有下列1项：①表现有情感迟钝的精神运动性抑制（如反应性木僵），可轻度意识模糊。②表现有强烈恐惧体验的精神运动性兴奋行为，有一定的盲目性；③表现为混合性且常常有变化的临床相：除上述两种表现外，常有变动的混合性临床表现。

2.干预措施　治疗干预的基本原则是及时、就近、简洁、紧扣重点。

（1）心理治疗　应力争在与患者接触的情况下，建立良好的医患关系，与患者交谈。同患者分析发病经过，进行解释，指导患者如何对待刺激，如何消除刺激。同时给予有力的心理和社会支持，缓冲患者的创伤性反应，使其树立信心战胜疾病。帮忙患者建立自我的、有力的心理应激应对方式，发挥个人的缓冲作用，避免过大的伤害。

（2）环境治疗　尽可能离开或更换环境，消除创伤体验，加速症状缓解。让患者尽快摆脱创伤环境，避免进一步的刺激。

（3）药物治疗　在急性期也是采取的措施之一。适当的药物可以使患者症状较快地获得缓解，便于心理治疗的开展和奏效。对焦虑、心烦不安者可选用催眠剂和抗焦虑剂，以延长生理睡眠，加强内抑制过程。常用药物有焦静安定、舒乐安定、水化氯醛等，要注意不可过量或长期应用。

（二）创伤后应激障碍

创伤后应激障碍（posttraumatic stress disorder，PTSD）是指突发性、威胁性或灾难性生活事件导致个体延迟出现和长期持续存在的精神障碍，其临床表现以再度体验创伤为特征，并伴有情绪的易激惹和回避行为。简而言之，PTSD是一种创伤后心理失平衡状态。流行病学的研究：据美国精神病协会（APA）统计，美国PTSD的人群总体患病率为1%~14%，平均为8%，个体终生患病危险性达3%~58%，女性约是男性的2倍。德国研究结果为人群总体患病危险性仅为1.3%，而阿尔及利亚研究结果显示高达37.4%，同时PTSD患者的自杀危险性亦高于普通人群，高达19%。

PTSD可以共病焦虑、抑郁、物质依赖等多种精神疾患，也可以共病高血压、支气管哮喘等躯体疾病。幼年有创伤经历的PTSD患者更易发生共病问题。

Herman等经过研究指出，战争所致PTSD可持续50年，并且共病抑郁的患者自杀危险性亦增加。简而言之，PTSD会给个人、家庭、社会带来沉重的心理、生理和经济等方面的负担。

1.临床表现 由异乎寻常的威胁性或灾难性心理创伤，导致延迟出现和长期持续的精神障碍。主要表现为以下几个方面。

（1）反复发生闯入性的创伤性体验重现（病理性重现）、梦境，或因面临与刺激相似或有关的境遇，而感到痛苦和不由自主地反复回想；至少有下列1项：①不由自主地回想受打击的经历；②反复出现有创伤性内容的噩梦；③反复发生错觉、幻觉；④反复发生触景生情的精神痛苦，如目睹死者遗物、旧地重游，或周年日等情况下会感到异常痛苦和产生明显的生理反应，如心悸、出汗、面色苍白等。

（2）持续的警觉性增高。至少有下列1项：①入睡困难或睡眠不深；②易激惹；③集中注意困难；④过分地担惊受怕。

（3）持续的回避。至少有下列2项：①极力不想有关创伤性经历的人与事；②避免参加能引起痛苦回忆的活动，或避免到会引起痛苦回忆的地方；③不愿与人交往、对亲人变得冷淡；④兴趣爱好范围变窄，但对与创伤经历无关的某些活动仍有兴趣；⑤选择性遗忘；⑥对未来失去希望和信心。

2.创伤后应激障碍的危机干预 危机干预的目的是预防疾病、缓解症状、减少共病、阻止迁延。危机干预具有短程、及时和有效的特点，因此，干预重点是预防疾病和缓解症状，目前主要的干预措施有：①认知行为方法；②心理疏泄；③严重应激诱因疏泄治疗；④想象回忆治疗；⑤其他心理治疗技术的综合运用：增加情感、心理与社会支持，培养更多的兴趣爱好及社会支持，重新调整和建立更有效的社会支持系统。

面对突发灾害事件，人们所出现的心理应激反应也有个体差异，因此，在评估个体应激程度时要充分考虑其认知和情绪反应。个体对事件的认知评价是决定应激反应的主要中介和直接动因，创伤性事件发生后，受害者是否发展成创伤后应激障碍以及是否会成为慢性创伤后应激障碍与个体的认知模式有关。恐惧、焦虑和抑郁情绪反应可以严重地损害人的认知功能，甚至造成认知功能障碍，从而使人陷于难于自拔的险境，失去了目标，觉得活着没有价值或意义，丧失了活动的能力和兴趣，甚至自恨、自责、自杀，这些都是应激条件下认知功能受到损害的结果。因此，应提高个体对应激反应的认知水平，纠正其不合理思维，以提高应对生理、心理的应激能力。

参考文献

［1］胡雪慧，张慧杰.灾害应急与卫勤演练医疗救援护理手册［M］.西安：第四军医大学出版社，2015.

［2］李春玉，朱京慈.灾害护理学［M］.北京：人民卫生出版社，2012.

［3］李红玉，刘玉锦.灾害救援与护理［M］.北京：人民卫生出版社，2014.

［4］张在其.灾难与急救［M］.北京：人民卫生出版社，2017.

［5］周晋.重症医学科医生手册［M］.北京：人民卫生出版社，2016.

［6］侯世科，樊毫军.中国灾难医学高级教程［M］.武汉：华中科技大学出版社，2019.

［7］胡少华.灾害救援与护理手册［M］.合肥：安徽大学出版社，2019：153-165.

［8］岳茂兴.灾害现场急救–新理念新模式新疗法［M］.北京：人民卫生出版社，2018.

［9］格雷戈里·赛奥顿.灾害救援医学［M］.北京：中国科学技术出版社，2014.

［10］钟清玲，蒋晓莲.灾害护理学册［M］.北京：人民卫生出版社，2015：217-232.

［11］杨晓媛.灾害护理学［M］.北京：军事医学科学出版社，2009：311-343.

［12］李秀华.灾害护理学［M］.北京：人民卫生出版社，2015：43-50.

［13］徐佳卿，高莹莹，代玲玉，等.临床护士灾害护理能力现状及其影响因素分析［J］.中国实用护理杂志，2021，37（27）:2104-2110.

［14］魏玉玲，谢慧芳，彭超，等.灾害护理专科护士培训的研究现状［J］.护理研究，2021，35（14）:2531-2536.

［15］郑源，张娜，周明，等.台风灾害护理应急管理的研究现状及展望［J］.解放军护理杂志，2019，36（11）:69-71.

［16］金倩倩，陈瑞敏，高岭燕，等.温州地区急诊科护士灾害应急知识现况调查［J］.中华现代护理杂志，2019（02）:188-191.

［17］张娜，蒙莉萍，陈洪娇，等.台风灾害救援护理工作组织与管理实效研究［J］.护理管理杂志，2018，18（11）:824-827.

［18］郭艳花，金瑞华.急诊护士灾害应急知识现状及培训需求［J］.中华灾害救援医学，2017，5（06）:314-317.

［19］廖力，李敏杰，朱慧，等.核应急现场护理救援流程的构建［J］.中国实用护理杂志，2016，32（13）:969-973.

［20］贾婷，戴冬梅.灾害护理管理中应急管理及人力资源配置的研究现状［J］.中华灾害救援医学，2015，3（10）:585-588.

［21］吴小花，张华丽，方雪红，等.灾害评估及风险预判培训对提高护士救援评判性思维能力的影响［J］.中华灾害救援医学，2019，7（06）：305-308.

［22］温亚.医院灾害救援护理管理体系的构建与效果评价［J］.中国护理管理，2019，19（02）：292-295.

［23］张新蕾，周纪萍，魏建民，等.突发公共事件紧急医疗救援应急演练组织实施与反思［J］.中国急救复苏与灾害医学杂志，2019，14（03）：249-251.

［24］申涛涛.回坡底煤矿井下事故灾害应急救援体系的研究［J］.山东煤炭科技，2019，223（03）：183-185.

［25］朱建明，王瑞.灾害救援中基于民众心理感知的应急物资多阶段分配问题研究［J］.中国安全生产科学技术，2020，16（02）：5-10.

［26］田宏亮，张阳，郝世俊，等.矿山灾害应急救援通道快速安全构建技术与装备［J］.煤炭科学技术，2019，47（05）：29-33.

［27］傅新巧，孙晖，辛艳姣，等.突发公共卫生事件应急管理中方舱医院医疗管理实践与思考——以江汉方舱医院为例［J］.医学与社会，2020，259（05）：90-93.

［28］郑源，张娜，周明，杨露，桂莉，张华.台风灾害护理应急管理的研究现状及展望［J］.解放军护理杂志，2019，36（11）:69-71.

［29］赵胤杰，徐凯旋，赵健哲，等.灾害救援现场医学个体防护的发展现状及研究进展［J］.中国急救复苏与灾害医学杂志，2017，12（12）:1193-1196.

［30］石伟，孙英伟，王璐璐，等.人感染H7N9禽流感的流行和生物学研究进展［J］.上海预防医学，2019，31（12）:999-1005.

［31］朱云娇.人感染H7N9禽流感流行病学特征及病例死亡危险因素研究［D］.安徽医科大学，2020.001239.

［32］谢翠婷.非典型性肺炎的治疗与预防［J］.现代预防医学，2004（06）:910.

［33］马富强，梁翻娟.高海拔地区作业职业健康安全预警指标与风险等级划分［J］.西北水电，2022（01）:124-128.

［34］李相俊，李平，史连胜，等.健康青年男性进驻更高海拔地区急性高原病分析［J］.西北国防医学杂志，2018，39（6）:360-364.

［35］李勇，王世锋，陈天禄，等.青藏高原太阳紫外线辐射及其生物学效应研究现状［J］.科学技术工程，2022，22（04）:1321-1328.

［36］靳国恩，格日力.高原低氧与脑组织结构和功能损伤［J］.中国高原医学与生物学杂志，2021，42（03）:185-189.

［37］马进举，仓宝成，岳玮，等.急进高原对人体循环系统机能的影响［J］.郑州大学学报（医学版），2020，55（06）:810-815.

［38］张新蕾，宋娟，魏建民，等.空中医疗救援无缝式绿色通道的建设和启示［J］.中华灾害救援医学，2015，3（5）:281 — 283.

［39］周璞，范仁静，冯婷婷.急危重症患者航空救援转运流程中的护理体验［J］.上海护理，2018，18（11）:23-25.

［40］唐琴，吴素英.超早产儿空中救援转运的护理［J］.护理学杂志，2021，36（18）:44-45.

［41］王志军，王广东.道路交通事故致人死亡823例法医学分析［J］.河北北方学院学报（自然科学版），2017，33（12）:50-51.

［42］闫海洋，叶超，付浩，等.特别重大火灾爆炸事故烧伤伤员医疗救治的实施与体会［J］.广西医学，2017，39（12）:1943-1945.

［43］李盛崧.化学毒剂指示剂的合成与性能研究［D］.军事科学院，2019.

［44］王如刚，康秉勋.化学中毒事故应急处置装备及其应用［J］.中华灾害救援医学，2021，9（03）:882-886.

［45］程晋，但国蓉，赵远鹏，等.美国神经性毒剂救治研究进展［J］.军事医学，2015，39（07）:565-568.

［46］赵建，丁日高.芥子气-路易氏剂混合毒剂中毒特点及救治措施［J］.军事医学，2016，40（04）:272-275.

［47］刘本帅，周柏贾，何红卫.加强救援队灾害心理健康服务［J］.中国应急管理，2021，3（5）：56-58.

［48］杨露，张艳，张娜，等.灾难救援人员心理应激反应及干预的研究进展［J］.中国灾害救援医学，2019，5（02）：57-59.

［49］卢南君，桑宇飞，李录.医院护理人员灾害救援知识掌握情况现状调查与对策建议［J］.中国灾害救援医学，2018，12：42-44.